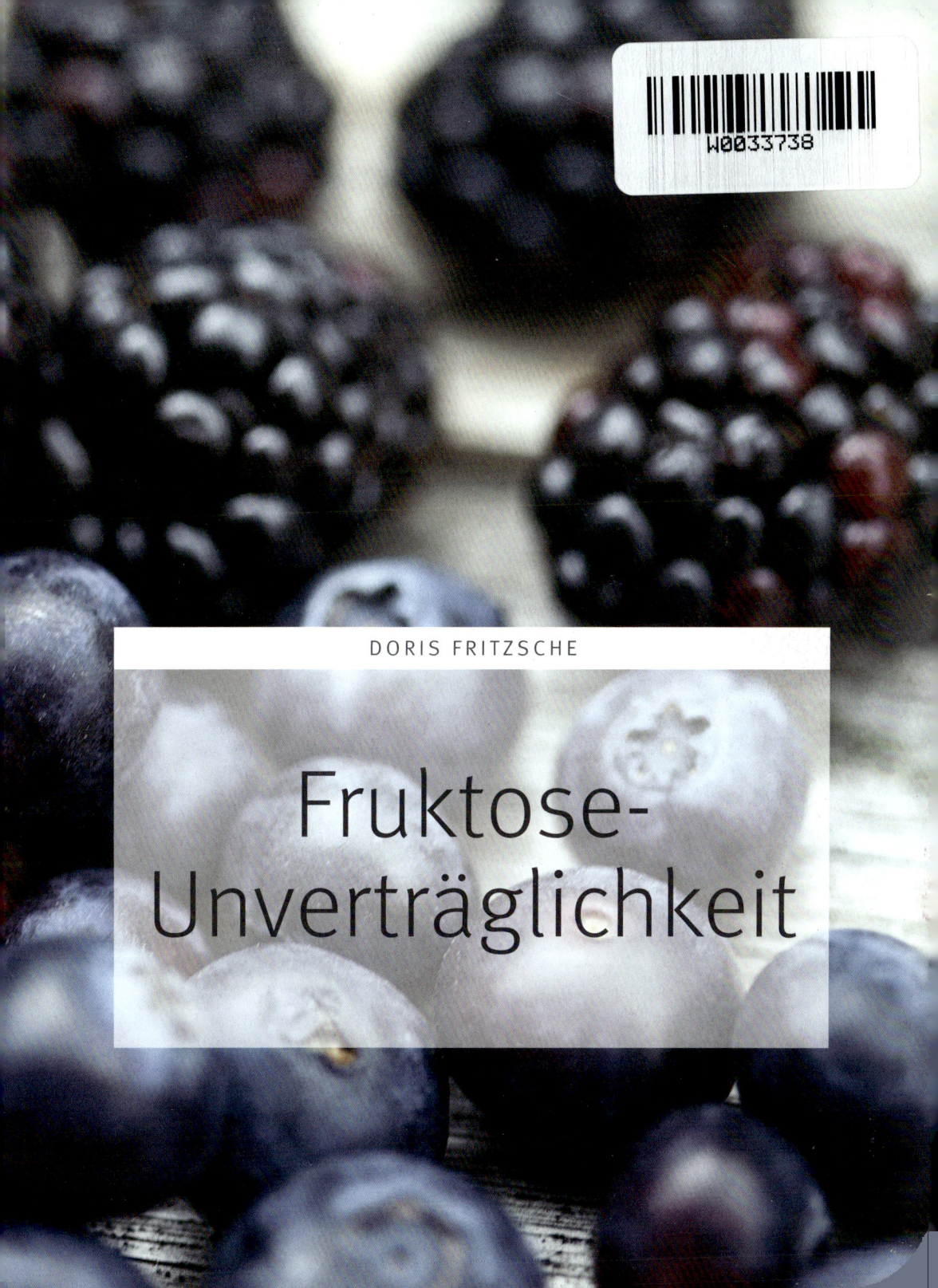

DORIS FRITZSCHE

Fruktose-Unverträglichkeit

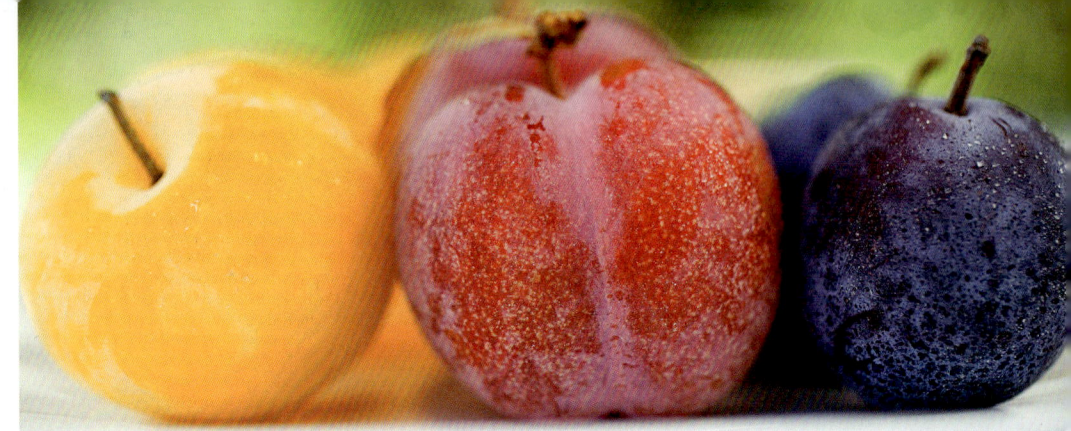

THEORIE

PRAXIS

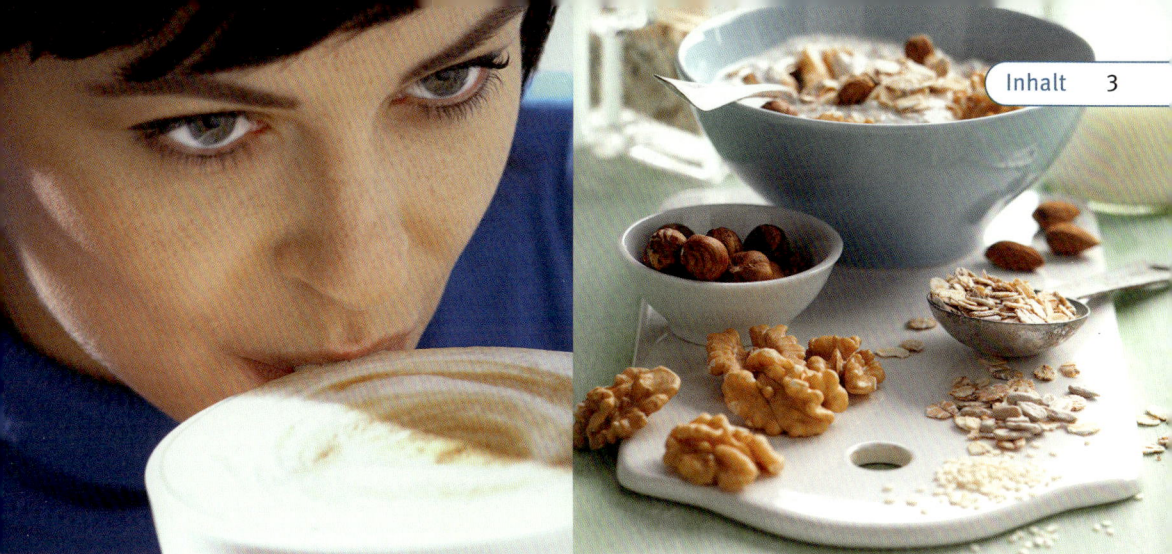

SERVICE

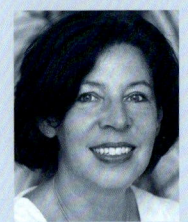

Dipl. oec. troph. Doris Fritzsche ist ernährungstherapeutische Beraterin. Sie studierte Haushalts- und Ernährungswissenschaften an der Justus-Liebig-Universität in Gießen und war danach einige Jahre wissenschaftliche Mitarbeiterin von Prof. Dr. Ibrahim Elmadfa. Später arbeitete sie als Ernährungsberaterin für eine Diabetologische Schwerpunktpraxis und als Dozentin in Fachschulen. Seit 2000 ist Doris Fritzsche in Wolfenbüttel mit eigener Beratungspraxis selbstständig tätig, seit 2005 in einer Praxisgemeinschaft mit Dipl. oec. troph. Elisabeth Fröhling. Frau Fritzsche ist Mitglied in verschiedenen Berufsverbänden und Qualitätszirkeln, wo sie sich regelmäßig zu den neuesten Erkenntnissen der Ernährungsforschung informiert. Im GRÄFE UND UNZER VERLAG sind von ihr unter anderem die Ratgeber »Diabetes« und »Laktose-Intoleranz« erschienen. Außerdem ist sie Mitautorin von erfolgreichen Standardwerken wie »Die große GU-Nährwert-Kalorien-Tabelle« und »E-Nummern«.

EIN WORT ZUVOR

Sie möchten mehr zum Thema Fruktose-Unverträglichkeit erfahren, weil Ihnen Fruktose (Fruchtzucker) Beschwerden bereitet. Von dieser Beeinträchtigung sind sehr viele Menschen betroffen, etwa jeder dritte Westeuropäer reagiert laut Studien mit mehr oder weniger starken Beschwerden auf Fruktose.

Die Ursache ist ein Defekt des Fruktose-Transportsystems im Dünndarm, der entweder im Laufe des Lebens erworben wird oder angeboren ist. Die typischen Beschwerden äußern sich als Blähungen, Durchfälle oder auch durch Symptome wie Unwohlsein und Abgeschlagenheit.

Manchmal ist eine Fruktose-Unverträglichkeit auch die Folge anderer Unverträglichkeiten oder Darmerkrankungen. Lassen Sie deshalb bitte unbedingt von Ihrem Arzt abklären, ob solche Grunderkrankungen ausgeschlossen werden können. Gegebenenfalls müssen diese natürlich konsequent behandelt werden.

Eine ganz wichtige Bitte: Empfinden Sie sich trotz Ihrer Fruktose-Unverträglichkeit als gesunden Menschen! Es ist nur zu verständlich, dass diese Ihnen mit all ihren Auswirkungen zu schaffen macht. Aber es gibt durchaus einen Weg, mit der Fruktose-Unverträglichkeit so gut zurechtzukommen, dass Sie unbeeinträchtigt davon leben können.

Dieser Ratgeber möchte Sie Schritt für Schritt zur Beschwerdefreiheit begleiten – mit vielen wichtigen Informationen, mit hilfreichen Tipps und nicht zuletzt mit leckeren Rezepten für alle Tageszeiten und Gelegenheiten. Ich wünsche Ihnen viel Erfolg auf Ihrem Weg zum unbeschwerten Genuss!

Doris Fritzsche

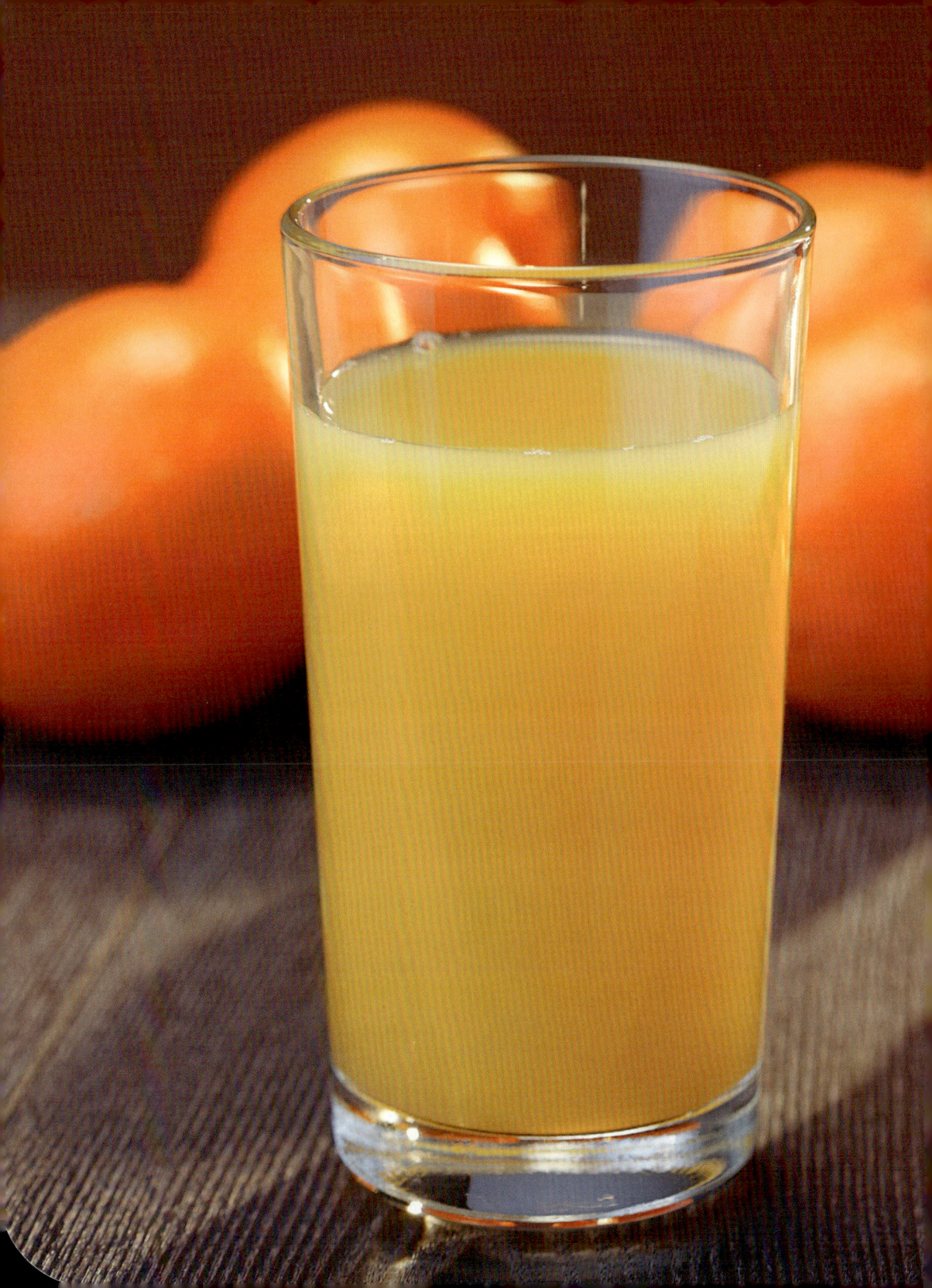

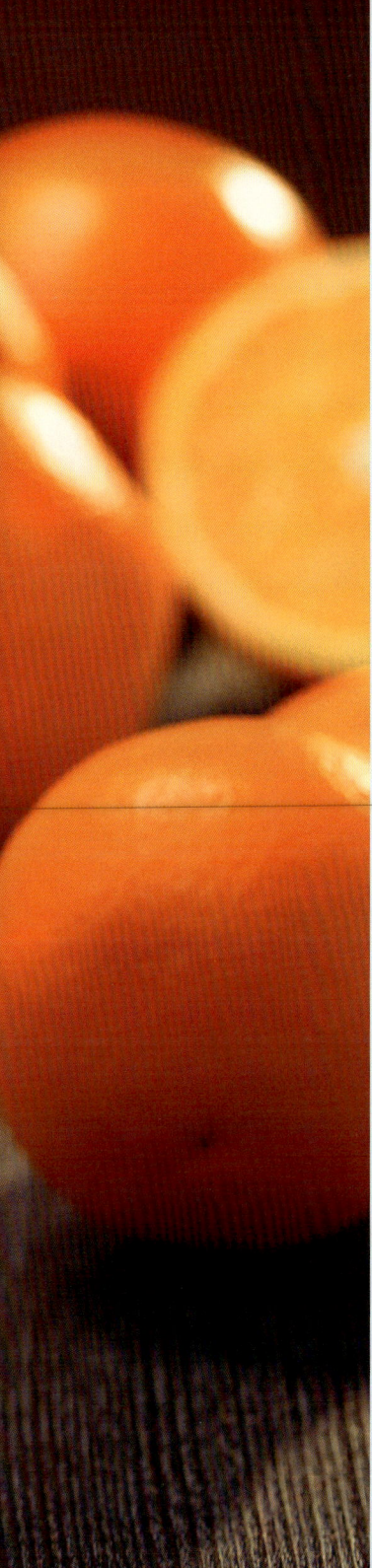

WAS IST FRUKTOSE-UNVERTRÄGLICH-KEIT?

Mit einer Unverträglichkeit gegen Fruchtzucker kann man gut und beschwerdefrei leben. Hier erfahren Sie alles Wichtige zum Thema.

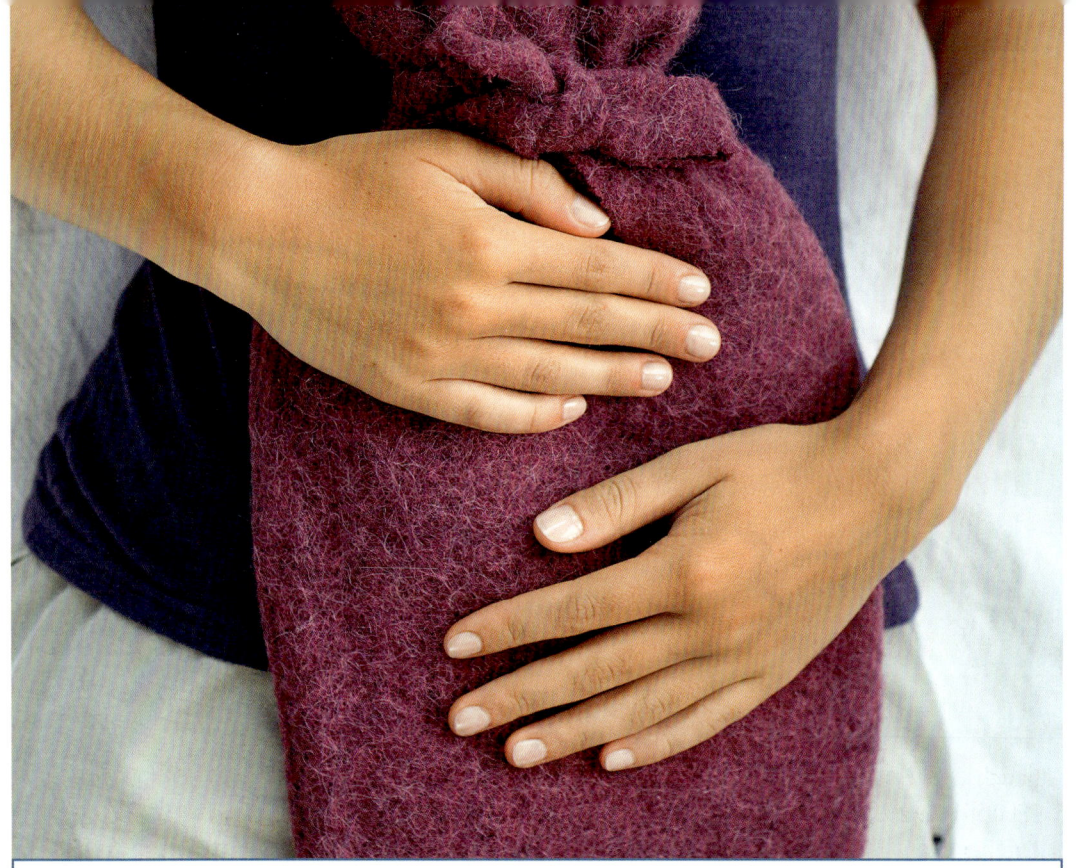

Wie macht sich Fruktose-Unverträglichkeit bemerkbar?

Die Fruchtzucker-Unverträglichkeit wird auch als Fruktose-Malabsorption (mangelhafte Aufnahme von Fruchtzucker) bezeichnet. Der Name weist darauf hin, dass die Fruktose nicht ausreichend vom Dünndarm ins Blut transportiert wird, was zu den typischen Beschwerden führt. Fruktose ist in größeren Mengen in Obst enthalten. Wenn sie der Auslöser Ihrer Beschwerden ist, wird es Ihnen daher schnell besser gehen, wenn Sie Früchte und einige andere Lebensmittel zunächst einmal völlig meiden.

Die typischen Symptome

Falls Ihnen der Genuss von Früchten, Fruchtsaft oder Saftschorle regelmäßig Magen-Darm-Beschwerden bereitet, ist das ein erster Hinweis auf eine mögliche Fruktose-Unverträglichkeit. Auf Seite 10 finden Sie einen Fragebogen, der Ihnen eine genauere Einschätzung ermöglicht. Eine Fruktose-Unverträglichkeit kann sich in folgenden Symptomen bemerkbar machen:

> Die charakteristischen Leitsymptome der Fruktose-Unverträglichkeit sind Blähungen, Bauchschmerzen, besonders im linken oder rechten Unterbauch, Darmgeräusche und Aufstoßen. Sie werden dadurch verursacht, dass der Dünndarm aufgrund eines defekten Transportsystems (siehe ab Seite 18) die Fruktose unzureichend aufnimmt (absorbiert). So gelangen größere Mengen Fruktose in den Dickdarm, wo sie zu Gasen wie Kohlenstoffdioxid, Wasserstoff, Methan und kurzkettigen Fettsäuren verstoffwechselt werden. Die Gasentwicklung führt zu einem Blähbauch (Meteorismus), zu Darmgrummeln, abgehenden Winden (Flatuli) oder zu Luftaufstoßen.

> Die bei der Verstoffwechslung entstandenen Fettsäuren verursachen den plötzlich einsetzenden Stuhldrang, weiche Stühle, teilweise mit Schleimauflagerungen, oder Durchfälle.

> Zudem können Übelkeit, Appetitlosigkeit und Krämpfe im Unterbauch auftreten.

> Nicht immer macht sich die Fruktose-Unverträglichkeit nur in Magen-Darm-Problemen bemerkbar: Es kann auch zu depressiven Verstimmungen, Folsäure- oder Zinkmangel kommen.

Schluss mit peinlich!

Welche der oben genannten Symptome auftreten und wie stark sie jeweils sind, ist individuell unterschiedlich. Fest steht, dass viele Betroffene sie als belastend und peinlich empfinden. Wenn Sie Ihre Fruktose-Unverträglichkeit gezielt behandeln, werden Sie die Beschwerden jedoch bald los sein. Ganz nebenbei stärken Sie damit auch Ihr Immunsystem, denn wenn Sie Ihren Darm entlasten, kann er wieder eine gesunde Bakterienflora aufbauen – die wichtigste Voraussetzung für starke Abwehrkräfte.

NICHT ZU VERWECHSELN …
Die Symptome der Fruktose-Unverträglichkeit sind denen des Reizdarms ähnlich. Deshalb wird in manchen Fällen fälschlicherweise ein Reizdarm diagnostiziert.

Test: Habe ich eine Fruktose-Unverträglichkeit?

Dieser Fragebogen soll Ihnen bei der Einschätzung helfen, ob Sie möglicherweise eine Fruktose-Malabsorption haben. Der Test kann aber keinesfalls die Diagnose durch den Arzt ersetzen, sondern lediglich einen ersten Hinweis liefern.

	Ja	Nein
> Haben nahe Verwandte eine Fruktose-Unverträglichkeit?	☐	☐
> Haben Sie häufiger Schmerzen im Unterbauch?	☐	☐
> Ist Ihr Bauch oftmals gebläht?	☐	☐
> Nehmen Sie häufiger Bauchgeräusche bei sich wahr?	☐	☐
> Leiden Sie öfter an Blähungen?	☐	☐
> Bemerken Sie häufiger plötzlichen Stuhldrang?	☐	☐
> Haben Sie häufiger weichen Stuhlgang oder Durchfall?	☐	☐
> Müssen Sie oft aufstoßen?	☐	☐
> Leiden Sie an Appetitlosigkeit?	☐	☐
> Leiden Sie an Übelkeit?	☐	☐
> Haben Sie öfter ein Druckgefühl im Oberbauch?	☐	☐
> Trinken Sie regelmäßig Fruchtsaft(getränke) oder Saftschorle?	☐	☐
> Bemerken Sie Magen-Darm-Beschwerden, nachdem Sie Fruchtsaft-(getränke) oder Saftschorle getrunken haben?	☐	☐
> Essen Sie regelmäßig Obst oder Kompott?	☐	☐
> Bemerken Sie Magen-Darm-Beschwerden, nachdem Sie Obst gegessen haben?	☐	☐
> Bessern sich die Beschwerden, wenn Sie auf Obst und obsthaltige Getränke verzichten?	☐	☐
> Kauen Sie zuckerfreie Kaugummis?	☐	☐
> Lutschen Sie zuckerfreie Bonbons?	☐	☐
> Haben Sie manchmal Stimmungstiefs, die Sie sich nicht erklären können?	☐	☐

Wenn Sie mehr als sieben Fragen mit »Ja« beantwortet haben, ist dies ein ernst zu nehmender Hinweis darauf, dass Sie unter Fruktose-Malabsorption leiden könnten. Besprechen Sie sich unbedingt mit Ihrem behandelnden Arzt, um zu einer sicheren Diagnose zu gelangen und das weitere Vorgehen zu planen.

Beschwerden müssen nicht sein!

Immer häufiger kommen Menschen, die vom Arzt die Diagnose Fruktose-Malabsorption bekommen haben, in unsere ernährungstherapeutische Beratungspraxis, und auch in der einschlägigen Literatur ist von einer wachsenden Anzahl Betroffener zu lesen. Was sind die Gründe für diese Entwicklung?

Eine mögliche Erklärung ist der Wandel unserer Ernährungs- und Trinkgewohnheiten. Der Anteil von Obst und Fruchtsäften in der Ernährung steigt, ebenso von Lebensmitteln, denen fruktosehaltige Süßungsmittel zugesetzt werden (siehe Seite 13).

Ein weiterer Grund könnte sein, dass auch der Konsum von zuckerfreien Süßwaren deutlich gestiegen ist. Als Ersatz für den Zucker enthalten diese Lebensmittel Zuckeraustauschstoffe wie Laktit, Maltit, Mannit, Sorbit oder Xylit. Diese Zuckeralkohole rufen einerseits selbst Blähungen hervor, andererseits hemmen sie die Aufnahmekapazität des Fruktose-Transportsystems (siehe ab Seite 18). Der reichliche Konsum von Zuckeraustauschstoffen kann also sekundär zu einer Fruktose-Unverträglichkeit führen.

Neben den genannten Gründen soll aber nicht unerwähnt bleiben, dass sowohl die Betroffenen wie auch die behandelnden Ärzte aufmerksamer gegenüber Bauchbeschwerden geworden sind.

Den Arztbesuch gut vorbereiten

Ihr Arzt kann die Ursache für Ihre Beschwerden umso schneller erkennen, je präziser und vollständiger Sie ihm Ihre Symptome beschreiben. Immer wieder erfahren wir in unserer ernährungstherapeutischen Praxis, dass der behandelnde Arzt über bestimmte Beschwerden noch nicht informiert wurde. »Ich hatte schon so viele Probleme angesprochen, da wollte ich nicht auch noch über meine Blähungen klagen« – solche Bescheidenheit steht einer erfolgreichen Behandlung nicht selten im Weg.

Legen Sie vor dem Arztbesuch eine Liste der Beschwerden an, die Sie bei sich feststellen. Vermerken Sie möglichst auch, wann diese auftreten. Auf diese Weise vergessen Sie nichts. Ideal ist es, wenn Sie zudem den nebenstehenden Fragebogen oder eine Kopie davon ausfüllen und zum Arztbesuch mitnehmen.

ACHTUNG »ZAHNFREUNDLICH«

Süßwaren, die laut Aufschrift die Zähne nicht angreifen, enthalten meist Zuckeralkohole als Ersatz für den kariesfördernden Zucker. Diese können jedoch eine Fruktose-Unverträglichkeit verschlimmern oder sogar auslösen.

Erste Hilfe: Das Wichtigste auf einen Blick

Dieses Buch informiert Sie eingehend darüber, was Fruktose-Malabsorption ist und wie Sie damit umgehen können, um beschwerdefrei zu leben. Hier sehen Sie auf einen Blick, was Sie beachten sollten, damit Sie sich schnell wieder wohlfühlen.

Die Drei-Punkte-Auswahl beim Einkaufen, Essen und Trinken

Am Anfang der erfolgreichen Behandlung steht eine Karenzphase. Verzichten Sie zum Start also zwei bis vier Wochen lang auf alle Lebensmittel, die größere Mengen an Fruktose oder an Zuckeraustauschstoffen (Zuckeralkoholen) enthalten – oder eine Kombination aus beidem. In dieser Zeit kann sich Ihr Darm zunächst erholen. Wie Sie sich trotz des Verzichts auf Obst optimal mit allen Nährstoffen versorgen, lesen Sie ab Seite 50. Achten Sie beim Einkaufen in der Karenzphase auf Folgendes:

> Lassen Sie Obst (auch tiefgefroren), Obstprodukte und Trockenfrüchte weg, ebenso alle Lebensmittel, die Früchte oder Fruchtzubereitungen enthalten, wie Fruchtjoghurt oder Fruchtquark.
> Auch Fruchtsäfte, Fruchtsaftgetränke, Fruchtnektare und Schorlen bleiben im Regal.
> Vermeiden Sie Fertigprodukte so weit wie möglich. Lesen Sie im Notfall die Zutatenliste gründlich durch!

In der Natur ist Fruktose als freie Fruktose oder als Bestandteil von Saccharose (Zucker) in sämtlichen Früchten zu finden und damit auch in allen Produkten, die aus Früchten hergestellt werden. In sehr geringer Menge ist Fruktose auch in Gemüse, Gemüseprodukten und Getreide enthalten. Wegen der geringen Fruktosekonzentrationen in diesen Lebensmitteln können Sie sie jedoch in der richtigen Portionierung auch während der Karenzphase genießen (siehe Seite 32). Zu weiteren Lebensmitteln, mit denen Sie eventuell vorsichtig sein sollten, lesen Sie auf Seite 33.

Fruktosearme und fruktosefreie natürliche Lebensmittel auswählen

Abgesehen von Obst und Obstprodukten sind natürliche Lebensmittel fruktosefrei oder sehr fruktosearm. Hier können Sie zugreifen:

> Fruktosearme Gemüse und entsprechende naturbelassene Gemüseprodukte
> Getreide und Getreideprodukte ohne Zusätze
> Fisch, Geflügel, Fleisch, Eier
> Öle, Nüsse, Samen
> Käse, Milch, Milchprodukte ohne Zusätze und Butter

Versteckte Fruktose in gesüßten Lebensmitteln erkennen und meiden

Fruktose ist ein Bestandteil von Haushaltszucker, gleichgültig, ob dieser nun aus Zucker-rüben oder aus Zuckerrohr gewonnen wurde. Auch der synthetisch hergestellte Sirup aus Maisstärke, Weizenstärke oder Kartoffelstärke (um nur einige Beispiele zu nennen) enthält Fruktose.

Die Zugabe von Sirup erkennen Sie in der Zutatenliste an den Bezeichnungen Glukose-sirup, Glukose-Fruktose-Sirup oder Traubenzucker-Fruchtzucker-Sirup. Zudem steckt Fruktose auch in Honig und Invertzucker(sirup). Sie wird Lebensmitteln außerdem auch wegen ihrer lebensmitteltechnologisch erwünschten Eigenschaften zugesetzt.

Daher gilt beim Einkaufen Folgendes:

> Meiden Sie in der ersten Behandlungsphase sämtliche mit Zucker, Sirup oder Honig gesüßten Lebensmittel.

> Am sichersten vermeiden Sie Fruktose, indem Sie ausschließlich Naturprodukte (außer Obst) einkaufen und auch Ihre Mahlzeiten ausschließlich aus Naturprodukten (frisch oder tiefgekühlt) zubereiten. So wissen Sie immer genau, was im Essen drin ist, und stellen sicher, dass Ihre Mahlzeiten Ihnen keine Beschwerden bereiten.

Lebensmittel mit Zuckeralkoholen weglassen

Befinden sich Zuckeraustauschstoffe (Zuckeralkohole, siehe ab Seite 22 und Seite 41) und Fruktose zur gleichen Zeit im Dünndarm, hemmt das die Aufnahmekapazität des Transportsystems und behindert die Fruktoseaufnahme zusätzlich. Im Rahmen der Karenzphase sollten Sie also unbedingt auf alle Lebensmittel verzichten, denen Zucker-austauschstoffe zugesetzt wurden.

Zuckeraustauschstoffe sind besonders in kalorienreduzierten Lebensmitteln und Süß-waren sowie in solchen mit dem Werbeslogan »zuckerfrei« oder »free« zu finden. Sie erkennen Zuckeralkohole in der Zutatenliste an der Endung »-it« – so verbergen sie sich zum Beispiel hinter den Bezeichnungen Laktit, Maltit, Mannit, Sorbit und Xylit. Lesen Sie also unbedingt immer die Zutatenliste.

Zuckeralkohole sind allerdings nicht nur in industriell hergestellten Lebensmitteln zu finden, sondern auch in einigen Früchten, etwa in Kirschen, Pflaumen und Pfirsichen. Da Sie aber in der Karenzphase ohnehin keine Früchte zu sich nehmen, müssen Sie hierauf nicht gesondert achten.

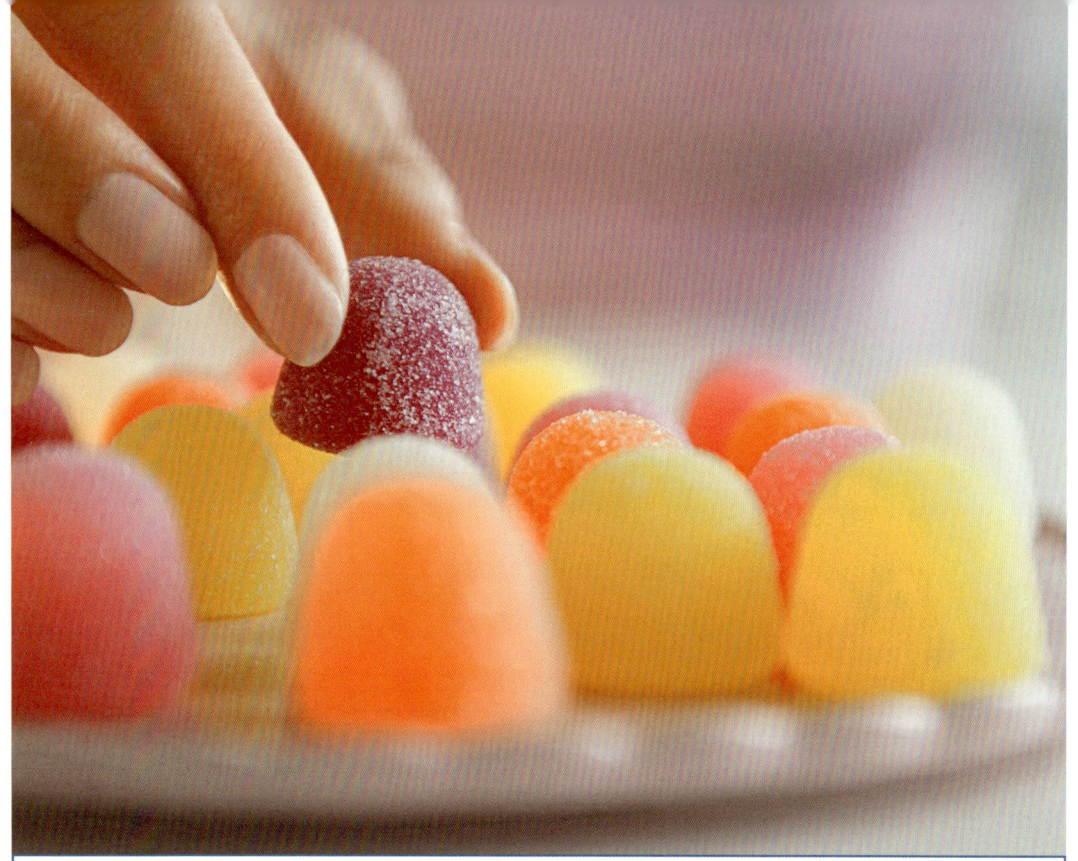

Was passiert bei Fruktose-Unverträglichkeit im Körper?

Über die Nahrung gelangt Fruktose in den Dünndarm. Dort kann sie nicht von allein durch die Darmzellen hindurchdringen, um in den Blutkreislauf zu gelangen. Vielmehr ist diese Zuckerart auf die Hilfe eines Transportsystems angewiesen. Funktioniert der Transport nicht, wird die Fruktose in den Dickdarm weitergeleitet und verursacht dort Beschwerden. Die Fruktose-Malabsorption ist jedoch keine Darmerkrankung: Die Beschwerden lassen schnell nach, wenn die Nahrung weniger Fruktose liefert.

Fruktose in unseren Lebensmitteln

Fruktose (Fruchtzucker, vom lateinischen fructus = Frucht), gelegentlich auch noch Laevulose genannt, ist ein Einfachzucker (Monosaccharid). Im Unterschied zu Zweifach- und Mehrfachzuckern sind die einzelnen Zuckermoleküle in der reinen Fruktose nicht mit einem oder mehreren anderen Zuckermolekül(en) verbunden. In der Natur kommt Fruktose vor allem in Früchten vor, in geringen Mengen aber auch in Gemüse und Getreide. Auch Zuckerrüben, Zuckerrohr und Honig enthalten von Natur aus Fruktose. In diesen Lebensmitteln ist sie einerseits als freie Fruktose enthalten sowie auch als Teil eines Zweifachzuckers, der Saccharose (»Haushaltszucker«). Hier ist jeweils ein Fruktosemolekül an ein Glukose-(Traubenzucker-)Molekül gebunden. Fruktose findet sich auch in allen Lebensmitteln, die unter Verwendung von natürlichen Fruktoseträgern hergestellt sind, wie Fruchtsaft oder Fruchtjoghurt.

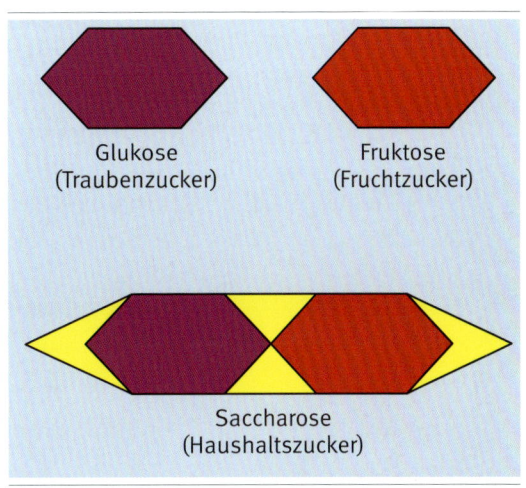

Glukose (Traubenzucker)

Fruktose (Fruchtzucker)

Saccharose (Haushaltszucker)

Das Disaccharid Saccharose (Haushaltszucker) besteht zu gleichen Teilen aus Glukose (Traubenzucker) und Fruktose (Fruchtzucker).

Beliebt bei der Lebensmittelindustrie

Fruktose hat viele Eigenschaften, die in der Lebensmitteltechnologie von Nutzen sind: Sie besitzt eine hohe Süßkraft und Stabilität, wirkt als Feuchthaltemittel und intensiviert die Bräunung. Kein Wunder, dass sie in vielen verarbeiteten Lebensmitteln enthalten ist. Zu den wichtigsten davon zählen Getränkepulver, angereichertes und aromatisiertes Wasser, Softdrinks mit und ohne Kohlensäure, Sport- und Energiegetränke, Milchshakes, kalorienreduzierte Produkte, Frühstückszerealien, Backwaren, Fruchtjoghurts und Süßwaren. Die folgenden Eigenschaften machen die Fruktose so beliebt bei den Lebensmitteltechnologen:

> Fruktose hat die höchste Süßkraft aller Zuckerarten. Sie ist etwa 1,2- bis 1,3-mal süßer als Haushaltszucker. Zudem erzielt Fruktose schneller den Gipfel des Süßempfindens und verstärkt dadurch fruchtige und würzige Geschmacksrichtungen.

> Fruktose und Süßstoffe verstärken sich gegenseitig in ihrer Süßkraft. Diesen Effekt nutzt die Lebensmittelindustrie besonders in kalorienreduzierten Nahrungsmitteln: Für den gleichen Süßegrad wird eine geringere Zuckermenge benötigt.
> Unter sauren Bedingungen bleibt Fruktose stabil. Aus diesem Grund bleiben Süße und Geschmack der Lebensmittel auch bei längeren Lagerzeiten erhalten.
> Fruktose, die in Lebensmitteln gelöst ist, kristallisiert nur sehr schwer wieder aus. Durch diese Eigenschaft von Fruktose wird zum Beispiel die Herstellung und die Lagerung weicher, feuchter (»saftiger«) Kekse erst möglich.
> Fruktose bindet Feuchtigkeit an sich und speichert sie auf diese Weise, sodass sie den Geschmack und die Konsistenz von Lebensmitteln verbessern kann.
> Eine appetitliche Bräunung entsteht durch eine chemische Reaktion von Zucker und Eiweißbausteinen. Fruktose bietet sich bei diesem Bräunungsvorgang als der am stärksten reagierende Einfachzucker an.

Die Süßkraft der Zuckerarten

Saccharose (Haushaltszucker)	100*
Fruktose (Fruchtzucker)	120 bis 130
Glukose (Traubenzucker)	70 bis 75
Glukosesirup (Stärkesirup)	70
Maltose (Malzzucker)	35 bis 40
Laktose (Milchzucker)	20 bis 30

* Vergleichswert

Übrigens: Für die Gesundheit der Zähne ist es gleichgültig, ob es sich um Haushaltszucker, Traubenzucker, Fruchtzucker oder eine andere Zuckerart handelt. Zucker regt allgemein das Wachstum und die Stoffwechselleistungen der Plaquebakterien im Mund an und fördert auf diese Weise die Entstehung von Zahnkaries.

Sirup und »Fruchtsüße«

In vielen Süßwaren ist Fruktose heute nicht nur als Bestandteil von Zucker, sondern auch in Form von Glukose-Fruktose-Sirup enthalten. Dieser Sirup wird mithilfe von Enzymen aus Stärke hergestellt und enthält jeweils unterschiedliche Fruktosemengen. Handelsüblich sind Stärkesirupe mit einem Anteil von 42, 55 oder 90 Prozent Fruktose.

Traubenfruchtsüße (Dicksaft aus Trauben), oft beworben als »gesunde Süße aus Früchten«, enthält ebenfalls Fruktose.

Diätprodukte

Weil die Verstoffwechselung von Fruktose unabhängig vom Insulin erfolgt, wird sie als Zuckeraustauschstoff in Diätprodukten für Diabetiker verwendet. Diese werden allerdings in nicht allzu ferner Zeit aus den Regalen verschwinden: Für »Diabetikerlebensmittel« gibt es seit 2010 eine Änderung der Diätverordnung, nach der diätetische Lebensmittel für Diabetiker noch bis Ende des Jahres 2012 in Verkehr gebracht werden dürfen. Nach Ablauf der Übergangsfrist können sie anschließend noch bis zu ihrem Mindesthaltbarkeitsdatum abverkauft werden.

Die Verträglichkeit ist individuell

Wie gut wir Menschen Fruktose aus Lebensmitteln vertragen können, wird unter anderem dadurch beeinflusst, welche weiteren Nahrungsbestandteile zugleich im Dünndarm vorhanden sind. So steigern Glukose (Traubenzucker) und Galaktose (Bestandteil des Milchzuckers) die Aufnahme von Fruktose im Darm, der Zuckeralkohol Sorbit dagegen hemmt sie.

Die Tabelle ab Seite 45 zeigt Ihnen detailliert die Gehalte an Fruktose und Glukose gängiger natürlicher Lebensmittel; die Mengen sind in Gramm pro üblicher Portion angegeben. Das macht es Ihnen leichter, Ihre persönliche Verträglichkeitsgrenze zu bestimmen. Zusätzlich ist in der Tabelle immer auch das Verhältnis von Fruktose zu Glukose angegeben: Je kleiner der Quotient ist, je höher also der Glukoseanteil im Vergleich zum Fruktoseanteil, desto besser verträglich ist das Lebensmittel.

Mit Glukose ausgleichen

Früchte mit einem ungünstigen Fruktose-Glukose-Verhältnis können Sie ab Phase 2 (Testphase) mit Traubenzucker süßen und dadurch das Verhältnis von Fruktose und Glukose günstig verschieben (siehe Seite 35). Häufig steigert dies die individuelle Verträglichkeit, denn die Fruchtzuckeraufnahme im Darm lässt sich durch den Zusatz von Traubenzucker (Glukose) verbessern. Übertreiben Sie es aber nicht, denn wie alle Zuckerarten liefert auch Traubenzucker lediglich eine Menge leere Kalorien ohne wertvolle Nährstoffe wie Vitamine, Mineralien und bioaktive Pflanzenstoffe. Auf diese Weise verringert eine hohe Zuckerzufuhr die Nährstoffdichte.

GU ERFOLGSTIPP

SORBIT MEIDEN

Besonders in der ersten Behandlungsphase sollten Sie Lebensmittel mit einem hohen Sorbitgehalt (siehe Seite 13 und 41) möglichst meiden, weil der Zuckeralkohol das Transportsystem im Dünndarm hemmt. So schonen Sie Ihren Darm zusätzlich.

Die Ursachen der Fruktose-Unverträglichkeit

AUCH KRANKHEITEN ALS AUSLÖSER
Das GLUT-5-Transportsystem kann auch durch Gesundheitsstörungen wie Diabetes mellitus, Bluthochdruck, Adipositas sowie durch Entzündungsgeschehen im Darm (siehe Seite 22) verändert sein.

Der Grund dafür, dass Fruktose nicht vertragen wird, ist ein defektes Transportsystem im Dünndarm. Die Transportproteine, die bevorzugt Fruktose aus dem Darminhalt in die Dünndarmzellen einschleusen, werden GLUT-5 genannt. Dieses Transportsystem funktioniert manchmal nicht richtig – sei es, weil die Transportproteine zu wenige oder zu wenig leistungsfähig sind, sei es, weil der Speisebrei den Dünndarm zu schnell wieder verlässt. Dies führt zur eingeschränkten Aufnahme (Absorption) von Fruktose über den Dünndarm. Sie wird in der Folge in den Dickdarm weitergeleitet, was zu den typischen Beschwerden der Fruktose-Malabsorption führt.

Der Weg der Nahrung im Körper

Beim Kauen wird feste Nahrung zerkleinert und eingespeichelt, so können die Bissen geschluckt werden und über die Speiseröhre in den Magen gelangen. Dort wird der Nahrungsbrei durch die Magensalzsäure zersetzt, die Eiweiße werden für die Verdauung im Dünndarm vorbereitet. Zudem werden im Magen Bakterien abgetötet. Die fettspaltenden Magenenzyme zerlegen einen Teil der in der Nahrung enthaltenen Fette. Vom Magen gelangt der Speisebrei anschließend in den Dünndarm, dem Hauptort der Nährstoffaufnahme für den Körper. An den Magen schließt sich der erste Teil des Dünndarms an, auch Zwölffingerdarm (lat. duodenum) genannt, weil seine Länge etwa zwölf Fingerbreiten entspricht. Hier

DREI VERSCHIEDENE TRANSPORTSYSTEME

Die Aufnahme von Stoffen in den Körper über die Zellmembranen der Darmschleimhaut erfolgt mithilfe von Transportproteinen. Die sogenannten Uniporter befördern dabei ausschließlich die zu transportierende Substanz (passiver Transport), die Symporter brauchen für den Transport noch eine Begleitsubstanz (aktiver Transport), die Antiporter wiederum sorgen für den gleichzeitigen Transport von zwei oder drei verschiedenen Teilchen in entgegengesetzte Richtungen. Für die Fruktose ist vor allem der Uniporter GLUT-5 zuständig.

VERDAUUNGSSYSTEM

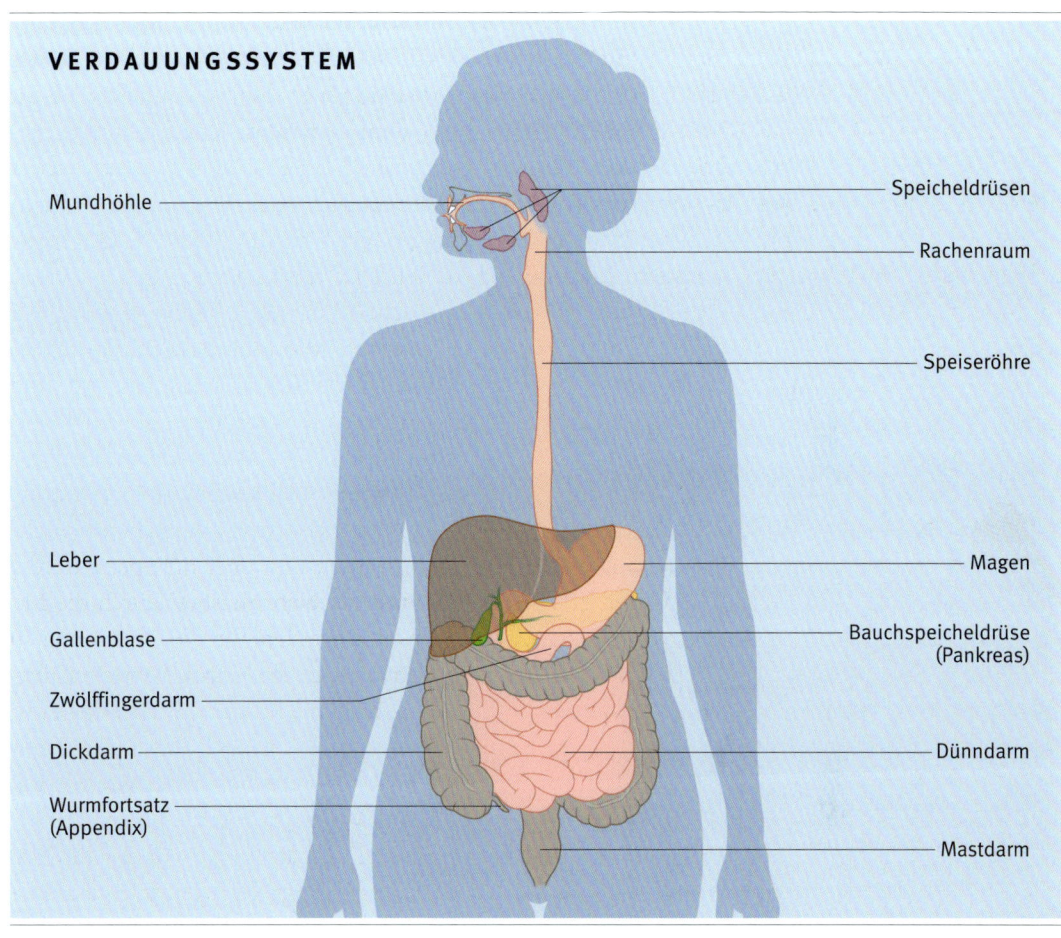

Mundhöhle

Speicheldrüsen

Rachenraum

Speiseröhre

Leber

Magen

Gallenblase

Bauchspeicheldrüse (Pankreas)

Zwölffingerdarm

Dickdarm

Dünndarm

Wurmfortsatz (Appendix)

Mastdarm

werden größere Moleküle durch Enzyme aus Dünndarmzellen und Bauchspeicheldrüse gespalten und über die Schleimhautzellen in den Blutkreislauf transportiert. Der Dünndarm ist ein »Raumwunder«: Seine Oberfläche ist stark gefaltet und zudem mit Ausstülpungen sowie Millionen kleinster stäbchenförmiger Fortsätze (Microvilli) versehen. So entsteht auf kleinstem Raum eine Gesamtfläche von 200 m². Im Dickdarm werden schließlich Wasser und Elektrolyte resorbiert, der Stuhl dadurch eingedickt und bis zur Entleerung über Mastdarm und After gespeichert.

Die Verdauung beginnt im Mund und endet mit der Ausscheidung. Im Dünndarm dienen Enzyme, Pankreassaft und Galle zur Verdauung.

Fruktose »auf Abwegen«

Der Glukose-Transporter GLUT-5 ist der entscheidende Faktor für die Aufnahme von Fruktose über den Dünndarm. Ist die Transportkapazität von GLUT-5 vermindert (siehe Seite 18), gelangt Fruktose in die unteren Dickdarmabschnitte. Dort kommt es durch die Dickdarmbakterien zur Vergärung, bei der Kohlenstoffdioxid (CO_2), Wasserstoff (H_2) und Methan (CH_4) sowie kurzkettige Fettsäuren, vor allem Buttersäure, entstehen.

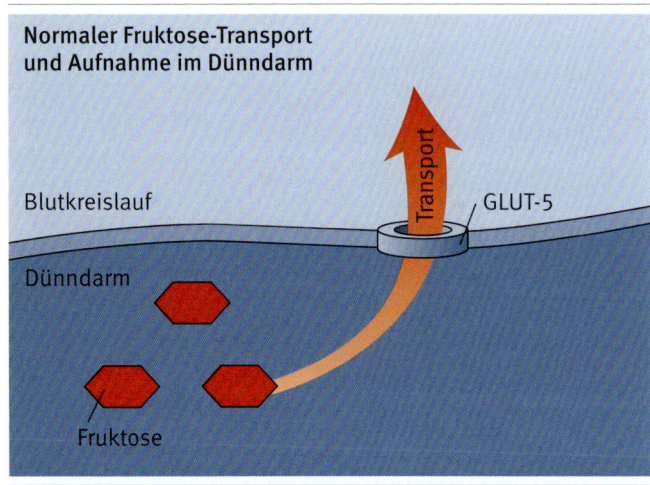

Normaler Fruktose-Transport und Aufnahme im Dünndarm

Blutkreislauf

Transport

GLUT-5

Dünndarm

Fruktose

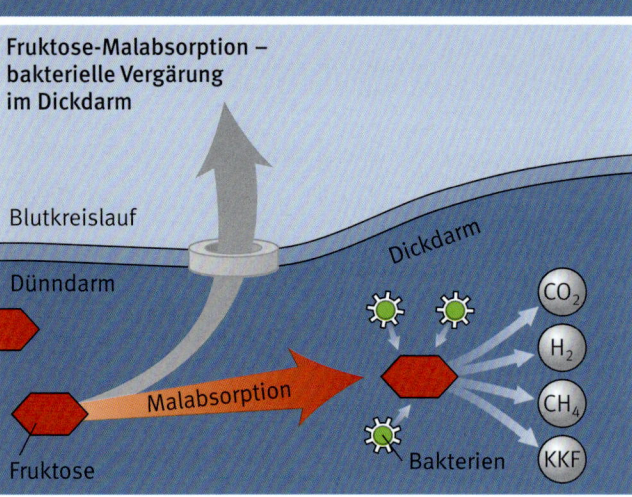

Fruktose-Malabsorption – bakterielle Vergärung im Dickdarm

Blutkreislauf

Dickdarm

Dünndarm

Malabsorption

Fruktose

Bakterien

CO_2

H_2

CH_4

KKF

Gasansammlung im Dickdarm

Die Gase Kohlenstoffdioxid und Methan sammeln sich im Dickdarm und verursachen die typischen Blähungen, den dauerhaft aufgeblähten Bauch und die Schmerzen. Der Druck kann so hoch sein, dass sogar Schmerzen in der Herzgegend auftreten.

Wasserstoff gelangt vom Dickdarm auch über das Blut zur Lunge und wird abgeatmet. Empfindliche Menschen reagieren hierauf mit Schwindelgefühl. Die Wasserstoff-Abatmung nutzt der Arzt zum Nachweis der Fruktose-Unverträglichkeit (siehe Seite 27).

Die bei der Vergärung von Fruchtzucker entstandenen Säuren regen die Darmbewegung an, verstärken den Stuhldrang und führen zu Durchfall.

Die konsequente Behandlung der Fruktose-Unverträglichkeit hilft, eine bakterielle Fehlbesiedlung des Dünndarms und damit weitere Beschwerden zu vermeiden.

Die Formen der Fruktose-Unverträglichkeit

Kann der Dünndarm weniger als 25 Gramm Fruktose pro Stunde aufnehmen und führt dies zu Beschwerden, spricht man von einer Fruktose-Unverträglichkeit. Die Menge von 25 Gramm Fruktose steckt beispielsweise in 400 Milliliter Apfelsaft. Grundsätzlich unterscheidet man zwei Formen der Fruktose-Unverträglichkeit:

> die primäre Fruktose-Malabsorption (FM) oder, präziser ausgedrückt, die isolierte Fruktose-Malabsorption (IFM).
> die sekundäre Fruktose-Malabsorption als Folge anderer Unverträglichkeiten oder entzündlicher Erkrankungen.

Eine gleichzeitige Aufnahme von Sorbit kann außerdem die Beschwerden verschlimmern: aufgrund einer Hemmung des Fruktosetransports oder aufgrund einer isolierten Sorbit-Malabsorption.

Die isolierte Fruktose-Malabsorption

Die Unverträglichkeit gegenüber Fruchtzucker ohne erkennbare Grunderkrankung kann angeboren sein oder sich im Laufe des Lebens entwickeln. Man schätzt, dass 20 Prozent der Erwachsenen und 30 Prozent der Kinder eine isolierte Fruktose-Malabsorption haben. Allerdings bereitet die mangelhafte Fruktoseaufnahme nur etwa der Hälfte der Betroffenen auch Beschwerden.

In den Industrieländern ist der Fruchtzuckerkonsum in den letzten Jahren immer weiter angestiegen. Gründe dafür sind:

> Bei der Züchtung von Obstsorten wird immer mehr Wert auf süßen Geschmack (höherer Fruchtzuckergehalt) gelegt.
> Wir essen immer mehr Obst, etwa als Snack zwischendurch.
> Fruchtsäfte und fruchthaltige Getränke (etwa Smoothies oder Fruchtshakes) werden ebenfalls immer beliebter.
> Verarbeiteten Produkten wird Fruktose wegen ihres lebensmitteltechnologischen Nutzens zugesetzt (siehe ab Seite 15).

Die großen Mengen überlasten die Kapazität der Transportsysteme, denn unser Verdauungssystem ist für die Aufnahme großer Fruktosemengen nicht ausgelegt. Nicht selten ist eine Unverträglichkeit auf unsere modernen Ernährungsgewohnheiten zurückzuführen. In diesen Fällen kann man sie sehr schnell in den Griff bekommen, indem man den Fruchtzucker im Essen reduziert.

OBERGRENZE FÜR ALLE
Die Absorption von Fruchtzucker ist generell begrenzt: Eine Zufuhr von mehr als 35 bis 50 Gramm Fruktose pro Stunde führt auch bei Nichtbetroffenen zu Beschwerden.

Die sekundäre Fruktose-Malabsorption

Die Ursache der sekundären Fruktose-Unverträglichkeit ist eine Schädigung der Dünndarmschleimhaut, die durch andere Nahrungsmittelunverträglichkeiten oder Erkrankungen des Dünndarms ausgelöst wurde:

> Rund 80 Prozent der von Laktose-Intoleranz Betroffenen leiden auch an einer mangelhaften Aufnahme von Fruchtzucker.

> Menschen mit Zöliakie haben eine Unverträglichkeit gegen Gluten, das Klebereiweiß der Brotgetreidesorten. Das hat eine Schädigung der Schleimhautzellen im Dünndarm zur Folge, dadurch wird unter anderem die Fruktose-Aufnahme gestört.

> Wer von einer Unverträglichkeit gegenüber Histamin betroffen ist – einem in tierischen und pflanzlichen Lebensmitteln weit verbreiteten Naturstoff –, hat häufig ebenfalls eine Fruktose-Malabsorption.

> Zudem können chronisch entzündliche Darmerkrankungen (CED) wie Morbus Crohn und Colitis ulcerosa oder auch Magen-Darm-Infekte die Ursache einer sekundären Fruktose-Malabsorption sein. Denn bei diesen Erkrankungen ist ebenfalls durch eine Schleimhautschädigung der Fruktose-Transport im Dünndarm beeinträchtigt.

Wenn es gelingt, die Grunderkrankung beziehungsweise die auslösende Nahrungsmittel-Intoleranz richtig zu ermitteln und erfolgreich zu behandeln, ist die sekundäre Fruchtzuckerunverträglichkeit nur ein vorübergehendes Geschehen und verschwindet mit den Symptomen der eigentlichen Auslöser.

Der gehemmte Fruktosetransport durch Sorbit

Der Zuckeralkohol Sorbit (Sorbitol) hemmt den Fruktose-Transporter GLUT-5 (siehe ab Seite 18). Sorbit wird als Zuckeraustauschstoff beispielsweise in zuckerfreien Bonbons und anderen Süßwaren sowie in den noch bis Ende 2012 zugelassenen Diabetikerprodukten verwendet. In der Zutatenliste ist es entweder als Sorbit oder anhand seiner E-Nummer 420 zu identifizieren. Das konsequente Vermeiden von Sorbit sorgt dafür, dass der Fruktosetransport nicht noch zusätzlich beeinträchtigt wird.

Die isolierte Sorbit-Malabsorption

Neben der zuvor beschriebenen Sorbit-Unverträglichkeit, die eine Hemmung des Fruktosetransports im Dünndarm bewirkt, gibt es auch eine isolierte Sorbit-Malabsorption. Hierbei wird Sorbit im Dünndarm unvollständig aufgenommen. So gelangt es in den Dickdarm, wird von den dort angesiedelten Bakterien verstoffwechselt und löst dadurch Beschwerden aus. In diesem Fall müssen Betroffene neben Sorbit (E 420) auch die übrigen Zuckeralkohole meiden: Mannit (E 421), Isomalt (E 953), Maltit (E 965), Laktit (E 966) und Xylit (E 967).

Auf verpackten Lebensmitteln finden Sie die genannten Zuckeralkohole mit ihrem Namen beziehungsweise mit der entsprechenden E-Nummer in der Zutatenliste. Falls das Lebensmittel zu mindestens 10 Prozent aus Zuckeralkoholen besteht, ist der Hersteller zudem verpflichtet, den Warnhinweis »Kann bei übermäßigem Verzehr abführend wirken« aufzudrucken.

Die Untersuchung auf eine Sorbit-Malabsorption erfolgt ähnlich wie die Diagnosestellung zur Fruktose-Malabsorption (siehe Seite 27): Nach der Aufnahme von 5 Gramm Sorbit bestimmt der Arzt die Wasserstoffkonzentration in der Ausatemluft.

Die Symptome: Nicht immer leicht zu deuten

Die Beschwerden der Fruktose-Unverträglichkeit gehen vor allem vom Magen-Darm-Trakt aus (siehe auch Seite 20). Falls Sie nach dem Genuss von Früchten, Fruchtsäften oder fruchtzuckerhaltigen Lebensmitteln Bauchschmerzen und Blähungen haben, liegt der Verdacht nahe, dass es sich um eine Unverträglichkeit gegenüber Fruktose handelt. Sind die Symptome dagegen nicht darmspezifisch, ist die Diagnosestellung häufig schwieriger.

Ein Ernährungstagebuch wie im beiliegenden Folder ist sehr hilfreich, um zu erkennen, wie Ihre Beschwerden mit Ihrer Ernährung, Ihrer körperlichen Betätigung und mit eventuellen seelischen Belastungen zusammenhängen. Es hilft auch Ihrem Arzt: Je genauer Sie ihm all dies beschreiben, desto sicherer kann er zur richtigen Diagnose finden – oder auch ausschließen, dass Ihre Beschwerden durch Lebensmittel ausgelöst werden.

EIN NORMALER REFLEX
Stuhldrang nach dem Essen ist nicht unbedingt Zeichen einer Unverträglichkeit. Der Stuhldrang kann auch durch ganz normale Dehnungsreize im Magen, den sogenannten Gastro-Kolon-Reflex, ausgelöst werden.

MAGEN-DARM-BESCHWERDEN

> Bauchschmerzen
> Blähungen
> Bauchkrämpfe
> auf Distanz hörbare Darmgeräusche
> plötzlich einsetzender Stuhldrang

> weicher Stuhl
> Durchfall, teils mit Schleim-, aber nie mit Blutauflagerungen
> zwischenzeitlich immer wieder auch Verstopfung

Die typischen Symptome richtig zuordnen

Verschiedene Faktoren sind dafür verantwortlich, in welchem zeitlichen Abstand Ihre Beschwerden nach dem Genuss von fruchtzuckerhaltigen Speisen auftreten und wie stark sie sind. So entscheiden Konsistenz und Zusammensetzung der Mahlzeit, wie lange diese braucht, um vom Magen in den Dünndarm zu gelangen. Die Zeit, in der die Hälfte der Nahrung den Magen verlässt, reicht von 10 bis 20 Minuten für Flüssigkeiten und 1 bis 4 Stunden für feste Nahrung. Letztere bleibt so lange im Magen, bis die Nahrungsteilchen nur noch höchstens 1 Millimeter groß sind.

Auch die einzelnen Nährstoffe verweilen unterschiedlich lange im Magen. Am schnellsten verlassen Kohlenhydrate den Magen wieder, gefolgt von Eiweiß. Fette brauchen am längsten.

All das erklärt, warum Sie nach dem Genuss von Saftschorle schnell Beschwerden haben, nach Ihrem Frühstücksmüsli mit Getreide, Nüssen, Joghurt und Obst dagegen mit einigem Abstand.

Ein Ernährungstagebuch (siehe Folder) ist hilfreich, um den Zusammenhang zwischen Nahrung und Beschwerden zu erkennen – aber auch, um beschwerdefreie Zeiten bewusst wahrzunehmen.

Unspezifische Symptome erkennen

Die Beschwerden bei Fruktose-Unverträglichkeit betreffen nicht immer ausschließlich den Magen-Darm-Trakt. Es können auch unspezifische Beschwerden (= Beschwerden, die auch andere Ursachen haben könnten) wie Antriebsschwäche und Müdigkeit bis hin zu depressiven Verstimmungen und Angstgefühlen auftreten.

Depressive Verstimmungen

Als Ursache der depressiven Stimmungsschwankungen im Rahmen einer Fruktose-Unverträglichkeit vermuten Neurobiologen einen Mangel am körpereigenen Botenstoff Serotonin beziehungsweise seiner Vorstufe, der Aminosäure Tryptophan, im Zentralnervensystem. Serotonin wird auch »Glückshormon« genannt, da es die Stimmung aufhellt, Angst und Aggression abbaut.

Im Körper fungiert Serotonin unter anderem als Neurotransmitter, der elektrische Reize weiterleitet. Bei einer Fruktose-Unverträglichkeit bildet sich aus der nicht über den Dünndarm aufgenommenen Fruktose und dem Tryptophan ein Fruktose-Tryptophan-Komplex. Dieser verhindert, dass die Aminosäure zur Bildung von Serotonin zur Verfügung steht. Dieser Effekt wird noch verstärkt, wenn begleitend weitere Nahrungsmittelunverträglichkeiten wie etwa eine Laktose-Intoleranz bestehen.

Das konsequente Weglassen der Substanzen, die Unverträglichkeiten auslösen, durchbricht den Teufelskreis aus Serotoninmangel, Süßhunger und gesteigerter Fruchtzuckerzufuhr.

WEITERE BESCHWERDEN

> Anspannung
> Erschöpfung
> Antriebsschwäche
> innere Unruhe und Nervosität
> Angstgefühle, depressive Verstimmungen
> chronische Müdigkeit
> Krankheitsgefühl
> Hunger auf Süßes

Kinder sind besonders betroffen

Schätzungen zufolge sind rund 30 Prozent der Kinder hierzulande von Fruktose-Unverträglichkeit betroffen. Vor dem Hintergrund der in den Industrieländern üblichen Ernährung sollte immer zuerst geklärt werden, ob es sich um eine echte Malabsorption handelt oder ob nur eine Überfrachtung mit Fruktose vorliegt (siehe Seite 26). Die entsprechenden Tests führt Ihr Kinderarzt durch.

Unbedingt kindgerecht testen

Bei einer Belastung ab 2 Gramm Fruktose je Kilogramm Körpergewicht zeigen alle Kinder die Symptome einer Fruktose-Unverträglichkeit. Es ist daher wichtig, Kindern unter 25 Kilo Körpergewicht beim Belastungstest nur 1 Gramm Fruktose je Kilogramm zu geben und nicht die Fruktosemengen für die Belastungstests Erwachsener zu verwenden. Ebenfalls sehr hilfreich ist es, wenn Sie für Ihr Kind ein Ess-Trink-Beschwerde-Protokoll über sieben Tage führen (siehe beiliegender Folder).

Senken Sie die Fruchtzuckerbelastung für Ihr Kind!

Kinder brauchen kleinere Portionen als Erwachsene. Dafür benötigen sie von vielen Vitaminen und Mineralstoffen fast so viel wie ihre Eltern.

Kinder nehmen vor allem aus diesen Gründen oft zu viel Fruktose auf:

> Bei Lebensmitteln, die als gesund gelten, wie Obst oder Saft, achten Eltern oft nicht auf kindgerechte Portionen. So trinken viele Grundschulkinder mühelos einen halben Liter Fruchtsaft in einer Stunde.
> Fruchtzucker gilt dank der Lebensmittelwerbung als der gesündere Zucker: »Ohne Kristallzucker, mit natürlicher Süße aus Früchten!«
> Der in der Süßwarenindustrie immer häufiger verwendete Fruktose-Glukose-Sirup besteht zu mehr als der Hälfte aus Fruchtzucker.
> Um Zahnkaries vorzubeugen, kaufen Eltern gern Süßigkeiten, die mit Zuckeralkoholen gesüßt sind (siehe Seite 13 und 41).

So ernähren Sie Ihr Kind gesund

> Wählen Sie fein geschrotete Vollkornbrote anstelle von Weißbrot.
> Bereiten Sie möglichst oft frisches oder tiefgefrorenes Gemüse selbst zu, statt zu Konserven und Fertiggerichten zu greifen.
> Gewöhnen Sie Ihre Kinder daran, Wasser oder ungesüßten Kräutertee, wie Fenchel- oder Pfefferminztee, zu trinken.
> Süßigkeiten sollten die Ausnahme sein.

So hilft dieses Buch auch Ihrem Kind

Für Kinder mit Fruktose-Unverträglichkeit gelten dieselben Empfehlungen wie für Erwachsene, nur die Portionen sind kleiner. Die Behandlung startet auch für Kinder mit einer Karenzphase, sodass sich der Darm erholen kann. Danach ist das Behandlungsziel, die individuell verträgliche Fruktosemenge zu finden. Häufig ist so viel Obst, wie in die Hand des Kindes passt, die angemessene Tagesportion.

Alle Rezepte im Buch sind auch für Kinder ab dem ersten Lebensjahr geeignet. Wo Alkohol verwendet wird, tauschen Sie ihn natürlich durch die angegebene nichtalkoholische Variante aus. Bei den süßen Gerichten sollten Sie zunächst immer mit Traubenzucker süßen und dann nach und nach testen, ob Ihr Kind auch Haushaltszucker gut verträgt.

Die Tests zur Diagnosestellung

Um den Verdacht auf Fruktose-Unverträglichkeit abzuklären, hat Ihr Arzt zwei sichere Testverfahren zur Verfügung. Bestätigt der Test den Verdacht, muss der Arzt klären, ob nicht eine weitere Erkrankung vorliegt (siehe Seite 21 und 22).

Der Wasserstoff-Atemtest

Dieser Test kommt am häufigsten zum Einsatz. Für ein aussagekräftiges Ergebnis müssen Antibiotikabehandlungen, Darmspülungen oder enteroskopische Untersuchungen mindestens vier Wochen zurückliegen. Außerdem müssen Sie nüchtern sein, dürfen also zwölf Stunden lang nichts gegessen haben – auch keine zuckerfreien Süßigkeiten! Kleine Mengen stilles Wasser beeinträchtigen das Testergebnis nicht. Außerdem sollten Sie vor dem Test auf körperliche Anstrengung verzichten und nicht rauchen. Zuerst wird nüchtern die Wasserstoffkonzentration in der Ausatemluft bestimmt. Dann trinken Sie eine Lösung von 25 Gramm Fruktose in 250 Milliliter Wasser. Nun werden über einen Zeitraum von zwei Stunden Atemproben genommen und die Menge des darin enthaltenen Wasserstoffs bestimmt. Die Diagnose Fruktose-Malabsorption gilt als gesichert, wenn die Wasserstoffkonzentration der Ausatemluft im Vergleich zum Ausgangswert um 20 ppm (parts per million) ansteigt. Erhärtet wird das Ergebnis, wenn während des Tests Magen-Darm-Beschwerden auftreten.

WASSERSTOFF IN DER ATEMLUFT

Wird Fruktose im Dünndarm nicht aufgenommen, erfolgt ihr Abbau in tieferen Darmabschnitten. Dabei entsteht unter anderem Wasserstoff, der teils über die Lungen abgeatmet wird und daher in der Ausatemluft messbar ist (siehe Seite 20).

Der Fruktose-Belastungstest

Dieser Test kommt gelegentlich zum Einsatz. Sie müssen ebenfalls nüchtern sein und dürfen zwölf Stunden zuvor nicht rauchen. Der Test startet mit der Blutentnahme aus Fingerkuppe oder Ohrläppchen, um den Blutzucker-Vergleichswert zu bestimmen. Wie beim Atemtest trinken Sie eine Lösung mit 25 Gramm Fruktose. Dann wird der Blutzucker über zwei Stunden im halbstündigen Abstand gemessen. Steigt der Blutzucker gegenüber dem Ausgangswert um weniger als 14,4 mg/dl (0,8 mmol/l) an, gilt die Diagnose Fruktose-Malabsorption als sicher, denn dies zeigt, dass die Fruktose nicht über den Dünndarm ins Blut aufgenommen wurde.

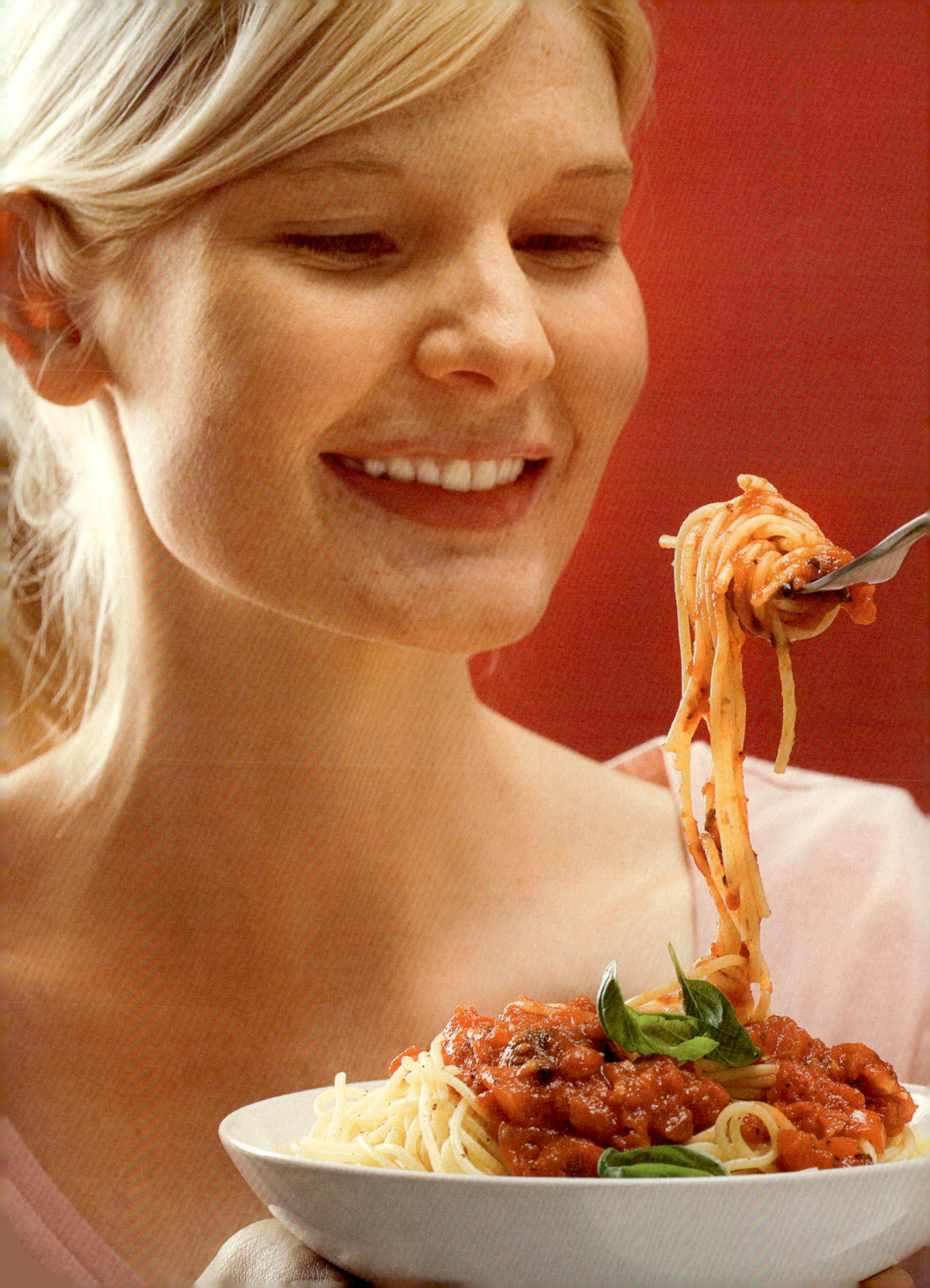

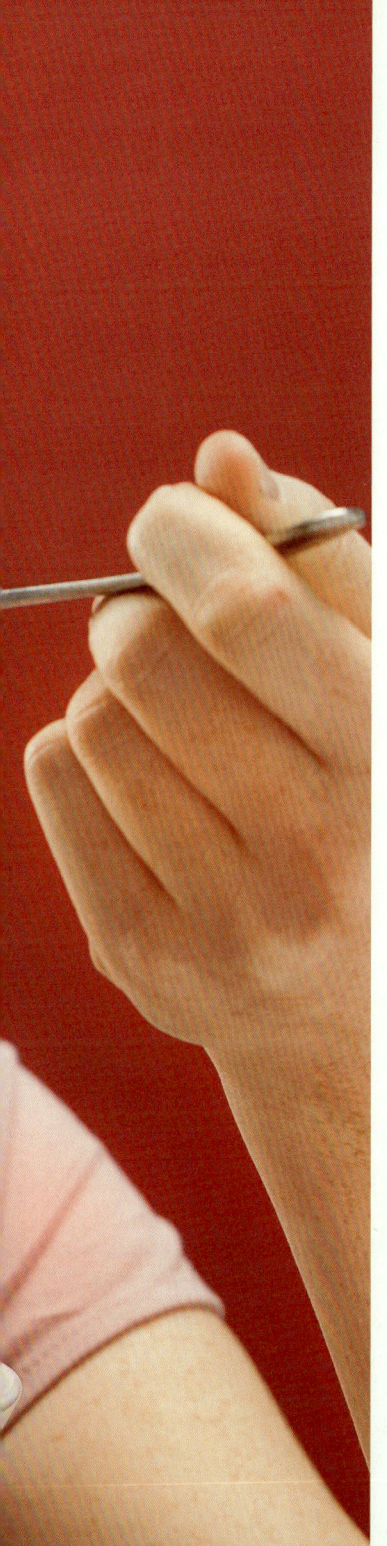

FRUKTOSE-UNVERTRÄGLICH-KEIT ERFOLGREICH BEHANDELN

Die Fruktosemengen gezielt eingrenzen, optimal mit Nährstoffen versorgt sein, dabei entspannt bleiben und sich wohlfühlen – das gelingt Ihnen mit dem richtigen Hintergrundwissen.

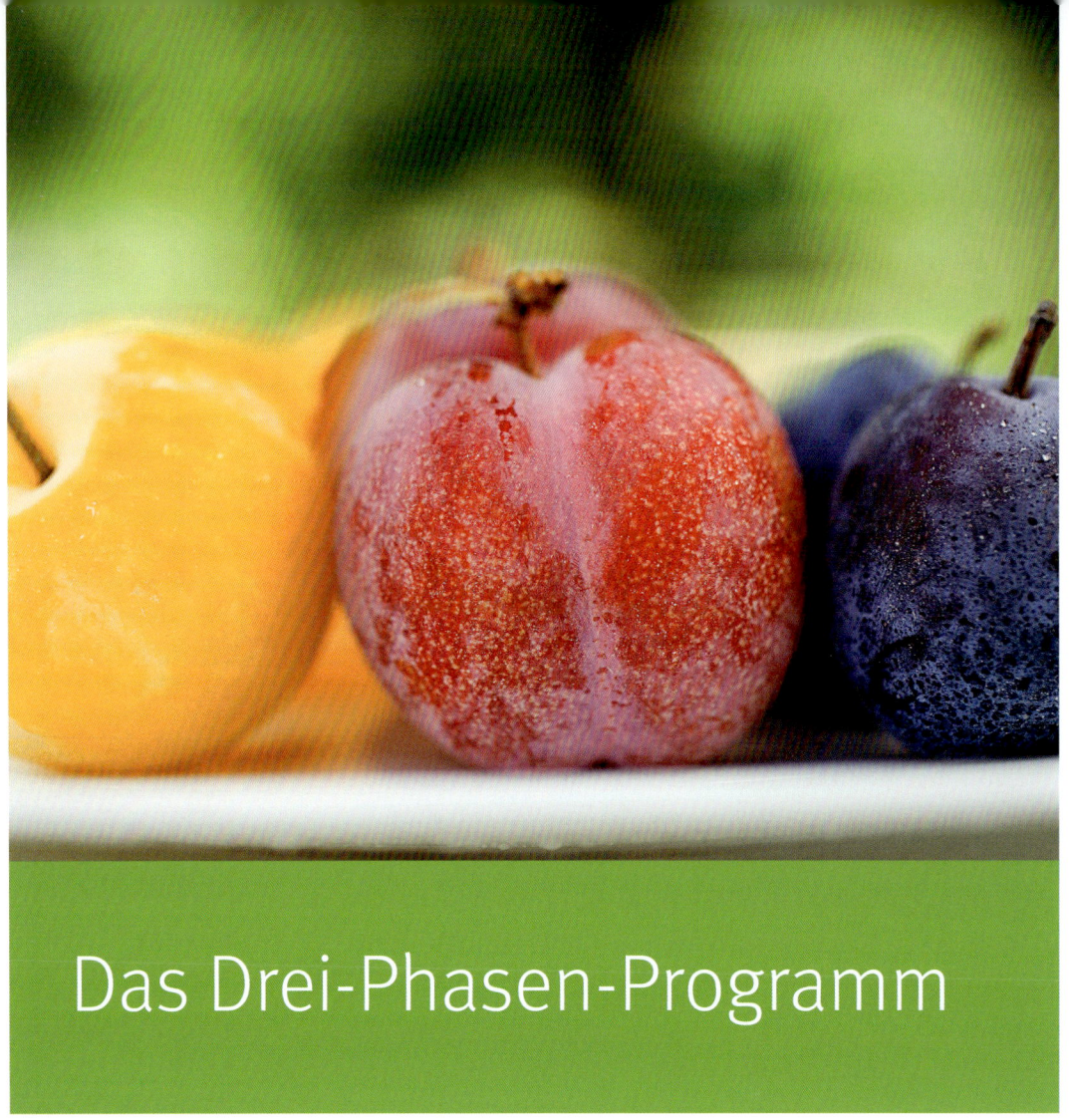

Das Drei-Phasen-Programm

Jetzt können Sie loslegen! Sicher sind auch Sie die Beschwerden leid, die Sie durch die Fruktose-Unverträglichkeit haben. Mit dem folgenden bewährten Programm fühlen Sie sich schnell wieder wohl. Wichtig ist, dass Sie sich konsequent an den vorgestellten Ablauf halten – die leckeren Rezepte ab Seite 82 entschädigen Sie dafür. Außerdem belohnen Sie sich von Anfang an selbst für Ihre Geduld: Sie können entspannen mit einem guten Bauchgefühl, wie Sie es vielleicht schon lange nicht mehr kannten.

Stufenweise zur Beschwerdefreiheit

In der ersten Phase, dem konsequenten Weglassen von Fruchtzucker, kann sich Ihr gestresster Darm erholen. Ein dauerhafter Verzicht auf Fruktose beziehungsweise fruktosehaltige Lebensmittel ist allerdings nicht notwendig. Er hätte sogar den Nachteil, dass Sie möglicherweise immer weniger Fruktose vertragen!

Nach der Fruktose-Pause sollen Sie deshalb die Fruktosezufuhr langsam steigern und dadurch ermitteln, wie viel Fruchtzucker Sie beschwerdefrei vertragen können. Sobald Sie herausgefunden haben, wie viel Fruktose Sie vertragen, können Sie Ihre Mahlzeiten langfristig darauf abstimmen.

Nach der ersten Erholungsphase mit konsequentem Fruktoseverzicht bleiben viele Erwachsene beschwerdefrei, solange sie eine tägliche Menge von 25 Gramm Fruchtzucker nicht überschreiten – so viel steckt beispielsweise in 350 Milliliter Traubensaft.

Bei Kindern liegt die Verträglichkeitsgrenze häufig bei 1 Gramm je Kilo Körpergewicht. Ab Seite 45 sehen Sie im Überblick, welche gebräuchlichen Lebensmittel wie viel Fruktose enthalten.

Falls sich Ihre Beschwerden trotz konsequentem Verzicht auf Fruktose nicht bessern, sollten Sie als Auslöser auch andere Unverträglichkeiten in Betracht ziehen (siehe ab Seite 68).

Die Grenze der Verträglichkeit ist variabel

Wie gut Sie fruktosehaltige Speisen vertragen, hängt davon ab,

> wie hoch die Kapazität des GLUT-5-Transporters ist.
> wie hoch der Fruktosegehalt Ihrer Mahlzeiten ist.
> wie hoch gleichzeitig der Glukosegehalt Ihrer Mahlzeiten ist, welches Fruktose-Glukose-Verhältnis sie also aufweisen.
> wie gut es Ihnen gelingt, zusätzlich das GLUT-5-hemmende Sorbit zu vermeiden.
> ob Sie zu Lebensmitteln mit ungünstigem Fruktose-Glukose-Verhältnis zusätzlich Glukose ergänzen, um den Fruktosetransport zu fördern.
> wie Sie fruktosehaltige Lebensmittel mit anderen Lebensmitteln wie etwa Milchprodukten kombinieren und dadurch die Verträglichkeit steigern können.

WICHTIG

Lassen Sie sich unbedingt Zeit damit, die Fruktosemenge zu steigern, auch wenn es Ihnen schnell besser geht. Sonst überfordern Sie Ihren Darm und setzen Ihren Behandlungserfolg aufs Spiel.

Phase 1: Vorübergehende Fruktosekarenz

Am Anfang der Behandlung steht der Verzicht auf fruktosereiche Lebensmittel. So kann sich der gestresste Darm erholen und regenerieren, sodass es Ihnen schnell besser geht. Je weniger unverträglichen Fruchtzucker Sie Ihrem Darm zumuten, desto weniger Reizungen werden verursacht und umso schneller kann sich der Darm regenerieren. Diese erste Phase der Behandlung sollte zwei bis vier Wochen andauern. Während dieser Zeit soll Ihre Nahrung sehr fruktosearm sein. Geeignete Rezepte finden Sie ab Seite 82.

Gleich im Anschluss steigern Sie die Fruktosezufuhr wieder und finden so Ihre persönlich verträgliche tägliche Grenze.

Je Kilogramm Körpergewicht wird in der Karenzphase eine Menge von 0,04 Gramm Fruktose empfohlen. Für einen 70 Kilogramm schweren Menschen bedeutet dies eine Fruktosemenge von 2,8 Gramm am Tag.

Wie Sie Fruktose konsequent meiden

Obwohl Sie in dieser ersten Phase auf einige Lebensmittel verzichten, können und sollten Sie Ihr Essen abwechslungsreich und gesund nach dem Zehn-Punkte-Programm der Deutschen Gesellschaft für Ernährung (siehe ab Seite 60) zusammenstellen.

Verzichten Sie in der Karenzphase auf folgende Lebensmittel:

> Kristalline Fruktose aus dem Päckchen.
> Sämtliche Lebensmittel mit der Zutat Fruktose und/oder Fruktose-Glukose-Sirup (Stärkesirup, der mehr als 50 Prozent Fruktose enthält).
> Kristallzucker (Rohrzucker oder Rübenzucker) sowie Ahornsirup, Dicksäfte, Honig, Invertzucker(sirup) und Rübensirup.
> Fruchtsäfte, Smoothies, Fruchtsaftgetränke, Saftschorlen oder mit Fruchtzucker gesüßte Getränke.
> Obst, Trockenobst, Fruchtmus, Kompott und Obstprodukte wie Konfitüre oder Gelee.
> Lebensmittel, die Obst oder Obstprodukte enthalten.
> Gemüsesorten mit hohem Fruktoseanteil (siehe ab Seite 44). Zumindest sollten Sie nur kleine Portionen davon essen und gleichzeitig viel Gemüse mit geringem Fruktosegehalt essen.

STÄRKESIRUP
Dieser Sirup wird kostengünstig durch enzymatische Umwandlung von Stärke (meist Maisstärke) mithilfe des Enzyms Amylase und anderen stärkespaltenden Enzymen hergestellt. Er ist besonders in Fertigprodukten und Süßwaren allgegenwärtig.

Hilfreicher Verzicht auf weitere Lebensmittel

Durch die Fruktosekarenz soll es Ihnen schnell besser gehen. Solange Ihr Darm noch nicht völlig erholt ist, reagiert er möglicherweise auch auf andere Lebensmittel oder Zutaten empfindlich.
Gönnen Sie ihm auch hiervon eine Pause. Nach der Erholungsphase sollten Sie diese wieder auf ihre Verträglichkeit testen.

Schwer verdauliche Gemüsesorten

Spezielle Kohlenhydrate können die Fruktose-Unverträglichkeit
verstärken, weil der Organismus sie kaum verwertet. Dazu zählen
Oligosaccharide (Mehrfachzucker) wie Stachyose (Vierfachzucker)
und Verbascose (Fünffachzucker). Enthalten sind diese Kohlenhydrate in Lauch, Kohl, Sauerkraut und Hülsenfrüchten.

Inulinreiche Lebensmittel

Auch Inulin, ein unverdauliches Polysaccharid (Mehrfachzucker),
kann die Beschwerden verstärken. Es ist besonders in Knoblauch,
Lauch, Chicorée, Topinambur und Kaffeeersatz aus Zichorie enthalten, aber auch in Weizen, Pastinaken, Spargel und Zwiebeln.
Als Prebiotikum (siehe ab Seite 62) wird es oft Joghurts zugesetzt.

Zuckeraustauschstoffe (Zuckeralkohole)

Verzichten Sie auf sämtliche Zuckeralkohole, besonders auf Sorbit
(E 420), denn es hemmt den Fruktosetransport. Aber auch die
übrigen Zuckeralkohole, Mannit (E 421), Isomalt (E 953), Maltit
(E 965), Laktit (E 966) und Xylit (E 967), führen zu Magen-Darm-
Beschwerden. Zuckeralkohole stecken als Zuckeraustauschstoffe
beispielsweise in »zuckerfreien« Süßwaren und Kaugummis.

Laktosehaltige Lebensmittel

Viele Menschen mit Fruktose-Unverträglichkeit vertragen vorübergehend auch keinen Milchzucker. Falls Ihre Beschwerden sehr
stark sind, kann es hilfreich sein, auch Milch und solche Milchprodukte, die größere Mengen an Milchzucker enthalten, wegzulassen
(siehe ab Seite 68). Wählen Sie stattdessen laktosefreie Milchprodukte und von Natur aus laktosearme Käsesorten.

TIPP

Meiden Sie während der
Behandlung und möglichst
auch danach Fertigpro-
dukte und Fastfood. Lesen
Sie auch die Zutatenlisten
von Senf, Gemüsebrühe
(sie sollte frei von Zucker,
Glutamat und Hefeextrakt
sein) oder anderen Würz-
mitteln gut durch. Trinken
Sie stilles Wasser oder
ungesüßten Tee – ohnehin
die besten Durstlöscher.

Richtig essen in der Karenzphase

Sie haben auf den vorigen beiden Seiten gelesen, was Sie in der ersten Phase der Behandlung Ihrer Fruchtzucker-Unverträglichkeit vermeiden sollten – hier erfahren Sie nun, wie Sie Ihre Mahlzeiten in diesen Wochen richtig zusammenstellen können und sich mit allen wichtigen Nährstoffen versorgen:

> Kombinieren Sie verschiedene Lebensmittelgruppen innerhalb Ihrer Mahlzeiten. Stellen Sie Ihren Teller so zusammen, dass Sie ein kohlenhydrathaltiges Lebensmittel immer mit etwas Fett und einem eiweißreichen Lebensmittel (wie Fisch, Fleisch, Ei, Milchprodukte…) sowie einer Gemüse- oder Rohkostportion kombinieren. Zu den Brotmahlzeiten essen Sie beispielsweise ein bis zwei Scheiben Vollkornbrot mit Butter und Schnittkäse und kombinieren es mit einem Stück Gurke oder einer Tomate und, je nach Tageszeit, auch noch mit einem Salat. Zur warmen Mahlzeit des Tages können Sie als Vorspeise einen grünen Salat essen und als Hauptgericht eine Beilagenportion wie Reis, Nudeln oder Kartoffeln, dazu eiweißreichen Fisch, Geflügel, Fleisch oder Ei und als Gemüse eine fruktosearme Sorte wie zum Beispiel Champignons, Spinat oder Mangold.

> Essen Sie nicht zu fettarm! Damit erreichen Sie gleich zwei positive Effekte: Sowohl die Verweildauer der Nahrung im Magen sowie die Kontaktzeit zur Dünndarmschleimhaut sind länger. Dadurch ist das Essen in der Regel besser verträglich.

> Verwenden Sie für die Zubereitung Ihrer Speisen vorzugsweise hochwertige, kaltgepresste Pflanzenöle.

> Ein empfindlicher Bauch verträgt keine extremen Temperaturen – er mag es weder zu heiß noch zu kalt, sondern am liebsten wohltemperiert. Wenn Sie langsam und bewusst essen und trinken, bekommen Ihre Speisen und Getränke, ob warm oder kalt, automatisch die richtige Temperatur.

GUT VERSORGT

Versuchen Sie in der ersten Zeit, eine Höchstmenge von 0,04 Gramm Fruktose je Kilogramm Körpergewicht nicht zu überschreiten. Damit Sie diesen niedrigen Wert einhalten können, sind nur wenige Gemüsesorten in größeren Mengen geeignet. Von den meisten Sorten wählen Sie nur kleine Portionen. Die Tabelle ab Seite 46 hilft Ihnen, gezielt auszuwählen. Wie Sie sich trotz dieser Einschränkung auch während der Karenzphase optimal mit Nährstoffen versorgen, zeigt Ihnen der Beispiel-Tagesplan ab Seite 56.

Phase 2: Die verträgliche Menge finden

Nun geht es in die Testphase: Sobald Sie weitgehend beschwerde-frei sind (in der Regel nach zwei bis vier Wochen), gilt es durch langsames Steigern der Fruktosezufuhr herauszufinden, welche täglichen Fruchtzuckermengen Sie beschwerdefrei vertragen.

> Führen Sie in der Testphase ein Ernährungstagebuch (siehe bei-liegender Folder). Sammeln Sie dabei in einer Liste sowohl ver-trägliche wie auch unverträgliche Lebensmittel. Notieren Sie ebenfalls die aufgenommene Fruktosemenge. So finden Sie bald Ihre individuell verträgliche Grenze.

> Meiden Sie weiterhin kristalline Fruktose und Sorbit.

> Meiden Sie ebenso Lebensmittel mit der Zutat Fruktose und/oder Fruktose-Glukose-Sirup.

> Essen Sie anfangs nur Obst mit geringem Fruktosegehalt bis zu 2,5 Gramm je Portion, einem günstigen Fruktose-Glukose-Ver-hältnis und wenig Sorbit, wie Mandarinen, Nektarinen oder Honigmelone (siehe Tabelle ab Seite 45). Sie können aber auch halbe Portionen fruktosereicherer Sorten testen.

> Essen Sie täglich maximal zwei Obstportionen und verteilen Sie die Portionen über den Tag.

> Testen Sie den Zusatz von reiner Glukose (Traubenzucker ohne Vitaminzusätze und dadurch geschmacksneutral, aus Apotheke oder Reformhaus), um die Fruktose in Lebensmitteln mit un-günstigem Fruktose-Glukose-Verhältnis zu neutralisieren. Fü-gen Sie so viel Glukose zu, bis das Verhältnis mindestens 1 zu 1 ist (die Werte finden Sie in der Tabelle ab Seite 45). Die Sorbit-Aufnahme kann Glukose aber nicht verbessern!

> Probieren Sie aus, ob Sie die Verträglichkeit von Fruktose durch Zugabe von Fett verbessern können, denn Fett verzögert die Magenentleerung. Essen Sie Früchte beispielsweise als Dessert mit einem vollfetten Joghurt oder Pudding.

> Verwenden Sie laktosefreie Milchprodukte und von Natur aus laktosearme Käsesorten (siehe Tabelle ab Seite 70), bis Sie si-cher sind, dass Sie Laktose vertragen.

> Versuchen Sie, nicht mehr als 10 Gramm Inulin pro Tag aufzu-nehmen (siehe Seite 33 und 63).

Phase 3: Stabilisierung

Sie kennen mittlerweile aus der Testphase (Phase 2) die für Sie verträgliche Fruktosemenge. Zudem haben Sie bereits reichlich Erfahrungen gesammelt mit dem Zusatz von Glukose (Traubenzucker) zu fruktosereichen Obstsorten und der Wirkung von Lebensmittelkombinationen. Jetzt können Sie weiter testen, ob Sie ab und zu auch Lebensmittel wieder vertragen, die Sie bislang vermieden haben. Dadurch wird sich nach und nach das Spektrum der Lebensmittel erweitern.

> Testen Sie, ob Fruchtsäfte mit ungünstigem Fruktose-Glukose-Verhältnis, die zudem von Natur aus sorbithaltig sind (Apfelsaft, Birnensaft), für Sie in kleiner Menge – beispielsweise als Saftschorle – wieder verträglich werden, wenn Sie diese im Rahmen einer Mahlzeit zu sich nehmen.

> Nehmen Sie nun nach und nach auch die Lebensmittel wieder in Ihren Speiseplan auf, auf die Sie in Phase 1 (Karenzphase) zur Vorsicht verzichtet haben, wie Hülsenfrüchte, Weizen, Lauch, Zwiebeln und Kohl.

> Falls Sie zusätzlich zur Fruktose-Unverträglichkeit auch von einer Laktose-Intoleranz betroffen waren, können Sie jetzt prüfen, ob Sie Milchzucker wieder vertragen können – das ist dann der Fall, wenn die Laktose-Intoleranz durch die Fruktose-Unverträglichkeit bedingt war.

GU-ERFOLGSTIPP   DREI MAHLZEITEN IN PHASE 2 UND 3

Die Verweildauer im Magen beträgt für feste Mahlzeiten, je nach ihrer genauen Zusammensetzung, eine bis vier Stunden. Essen Sie deshalb möglichst in der Testphase und zu Beginn der Stabilisierungsphase nur drei Mahlzeiten mit vier bis fünf Stunden Pause dazwischen. Das macht es Ihnen leichter, eventuell beobachtete Symptome sicher zuzuordnen.

Enzymzusatz für unbeschwerten Genuss

Noch recht neu im Handel ist ein Nahrungsergänzungspräparat, das Fruktose im Dünndarm mithilfe des enthaltenen Enzyms Xylose-Isomerase in Glukose umwandelt. Die entstandene Glukose kann der Darm ohne Probleme aufnehmen. Bei einer erfolgreichen Umwandlung werden die Symptome einer Fruktose-Malabsorption reduziert oder bleiben sogar ganz aus.

Laut Herstellerempfehlung soll jeweils zweimal täglich eine Kapsel mit etwas Flüssigkeit unmittelbar vor einer Mahlzeit eingenommen werden. Dabei soll der Kapselinhalt nicht zerkaut, sondern als Ganzes geschluckt werden. Wem das Schlucken der Kapsel Probleme macht, kann sie öffnen und den Inhalt unzerkaut mit Flüssigkeit einnehmen. Der Hersteller gibt an, dass die empfohlene Verzehrmenge nicht überschritten werden darf.

Testen Sie in Phase 3, der Stabilisationsphase, ob Sie von diesem Enzympräparat profitieren – natürlich unter sorgfältiger Beachtung der Angaben des Herstellers zur Einnahme. Probieren Sie auch aus, ob der zeitliche Abstand zwischen Enzymeinnahme und Essen bei Ihnen von Bedeutung ist. Der Enzymzusatz bietet sich vor allem dann an, wenn Sie auswärts essen und Fruktose nicht umgehen können. Testen Sie jedoch zunächst zu Hause aus, ob Sie durch die Einnahme des Enzympräparates Beschwerden vermeiden können. Ganz billig ist das Präparat nicht: Für 30 Kapseln liegt die unverbindliche Preisempfehlung derzeit bei 27,90 Euro. Schon deshalb ist es auf Dauer vor allem für besondere Anlässe wie Einladungen oder Restaurantbesuche geeignet.

Eine Dauerlösung?

Eine endgültige Empfehlung zur langfristigen korrekten Einnahme und genauen Dosierung von Enzymen lässt sich derzeit nicht geben, weil noch schlüssige Studienergebnisse ausstehen. Aufgrund bisheriger Erfahrungen kann man als wahrscheinlich annehmen, dass das Enzympräparat nur funktioniert, wenn die Fruktosemenge korrekt berechnet wurde und die entsprechend empfohlene Enzymmenge dazu dosiert wurde. Auch scheint es nötig zu sein, das Präparat einige Minuten vor dem Essen einzunehmen.

TIPP

Das Xylose-Isomerase-Präparat ist laut Herstellerangabe nicht geeignet für Diabetiker und Personen mit hereditärer Fruktose-Intoleranz (siehe Seite 22).

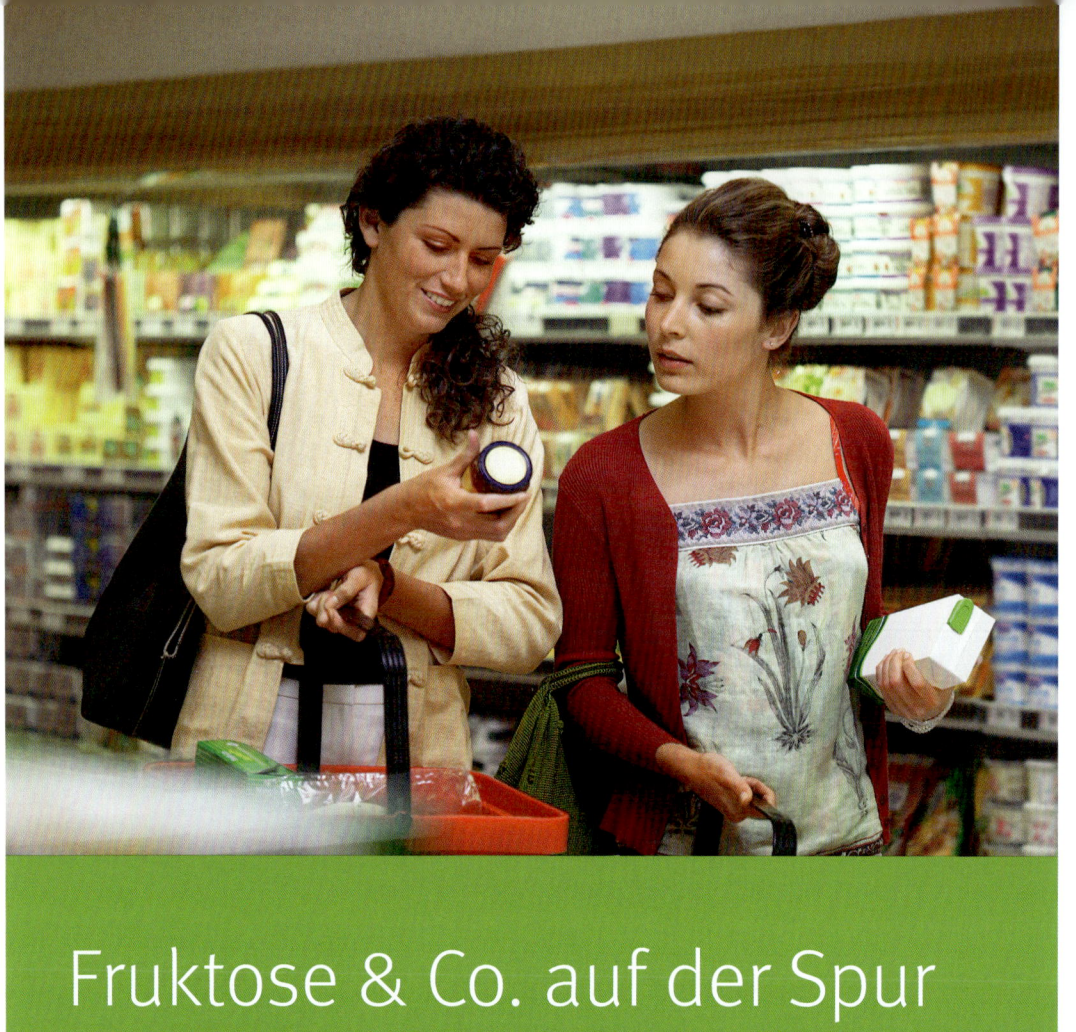

Fruktose & Co. auf der Spur

Auf vielen Verpackungen prangt heute eine fröhlich-bunte Aufschrift wie »Mit natürlicher Süße aus Früchten« oder »Ohne Zusatz von Kristallzucker«. Sie erhalten also oft gleich einen deutlichen Hinweis darauf, dass ein Lebensmittel Fruktose oder Sorbit beziehungsweise andere Zuckeralkohole enthält. Sicherheit gibt Ihnen der kritische Blick auf die Zutatenliste. Nicht immer lassen sich Fertigprodukte im Alltag meiden, aber in der Regel sollten Sie frischen, natürlichen Lebensmitteln den Vorzug geben.

Lesen Sie die Zutatenlisten!

Sämtliche enthaltenen Zutaten und Zusatzstoffe verpackter Lebensmittel müssen in der Zutatenliste angegeben werden, und zwar entsprechend ihrer anteiligen Menge in absteigender Reihenfolge. Die genauen Zuckermengen müssen jedoch nicht angegeben werden, auch wenn manche Hersteller sie freiwillig auflisten.

Hier versteckt sich zugesetzte Fruktose

Diesen Produkten wird sehr häufig Fruktose zugesetzt:

> **Obstprodukte:** Zusätzlich zum natürlichen Fruchtzucker enthalten manche Obstprodukte zugesetzte Fruktose. Sie soll dem Produkt einen süßeren Geschmack geben und das Fruchtaroma unterstreichen. Fruktose und Süßstoffe verstärken ihren Süßgeschmack gegenseitig. Deshalb werden Kombinationen aus beiden in kalorienreduzierten Obstprodukten eingesetzt, besonders in tiefgefrorenen Früchten, Obstkonserven, Obstkompott, Gelees, Konfitüren und Marmeladen.

> **Milchprodukte:** Besonders solche Milchprodukte, die von der Lebensmittelindustrie speziell für Kinder ersonnen wurden, enthalten oft viel »aromaverstärkende« Fruktose, etwa Fruchtjoghurts, Fruchtquark und Milchmischgetränke. Außerdem ist Fruktose häufig in Speiseeis zu finden, da sie ihre Süßkraft auch bei niedrigen Temperaturen behält.

> **Getränke:** Zugesetzte Fruktose findet sich auch in vielen süßen Erfrischungsgetränken, kalorienverminderten Limonaden und Fruchtnektaren sowie in Getränkepulvern.

> **Backwaren:** Fruktose erzeugt eine intensive Bräunung von Backwaren, da sie schnell und sehr kräftig karamellisiert. Da sie zudem die Stärkeverkleisterung beschleunigt und eine höhere Zähflüssigkeit bewirkt, können bei Dessertspeisen Verdickungsmittel eingespart werden.

> **Süßwaren:** Fruktose und Fruktosesirup werden bei der Schokoladen-, Fruchtgummi- und Geleezuckerwarenherstellung verwendet, außerdem für Füllungen von Pralinen, Schokolade und Bonbons. In Produkten wie Nougat, Marzipan oder Mäusespeck wird Fruktose als Feuchthaltemittel eingesetzt.

TIPP

In der Zutatenliste erkennen Sie Fruktose unter den Begriffen »Fruktose«, »Fruchtzucker« oder »Fruktosesirup«. Zudem kann Fruktose enthalten sein, wenn das Lebensmittel Obst(produkte) enthält – zu finden als Früchte, Trockenfrüchte oder Fruchtzubereitung. Auch viele Zuckerarten enthalten Fruktose (siehe Seite 44).

Kleines ABC der Süßmacher

Zucker und Süßungsmittel kommen auf den Zutatenlisten in vielfältigen Begriffen daher – hier finden Sie heraus, unter welchen Namen sie dort auftauchen können.

Zuckerarten, die meist schon in Phase 1 verträglich sind

> **Glukose/Traubenzucker/Dextrose:** aus Stärke gewonnen; trotz guter Verträglichkeit in Maßen verwenden!
> **Maltose/Malzzucker/Malz:** aus Getreidestärke hergestellt; Zweifachzucker (Disaccharid) aus Glukose, geringe Süßkraft.
> **Reissirup:** aus Reismehl durch Enzymzusatz gewonnen, enthält Glukose, Maltose (Malzzucker) und Oligosaccharide (Mehrfachzucker), leicht nussig-karamellartiges Aroma.

Zuckerarten, die Sie ab Phase 2 testen können

> **Ahornsirup:** aus dem Saft des Ahornbaums gewonnen; enthält neben Saccharose auch freie Fruktose und freie Glukose.
> **Einmachzucker:** grober Kristallzucker, löst sich langsam auf und schäumt nicht, zum Konservieren von Obst und Gemüse.
> **Gelierzucker:** mit Obstpektin und Zitronen- oder Weinsäure versetzter Kristallzucker, in Gelee, Konfitüre, Marmelade.
> **Hagelzucker/Perlzucker:** grobe Körnchen aus granulierter Raffinade, Streudekoration für Gebäck.
> **Haushaltszucker/Kandiszucker/Rohrzucker/Rübenzucker/Saccharose/Sucrose:** aus Zuckerrübe oder Zuckerrohr; seine Moleküle enthalten je gleiche Teile von Fruktose und Glukose.
> **Invertzucker(sirup):** in Süßwaren, Zuckersirup für Cocktails, aus gleichen Teilen Fruktose und Glukose, entsteht durch das Enzym Invertase aus Haushaltszucker.
> **Kristall-/Haushaltszucker/Raffinade:** aus Zuckerrüben.
> **Rübensaft/Rübensirup/Zuckerkraut:** streichfähiger Sirup, entsteht durch Kochen der Zuckerrüben.
> **Vanillezucker:** Raffinade mit gemahlener echter Vanille.
> **Vanillinzucker:** Raffinade mit synthetischem Vanillearoma.
> **Vollrohrzucker/Ursüße:** Rohrzucker, der noch geringe Anteile an Mineralstoffen enthält.

MIT BEDACHT VERWENDEN

Fruktose ist wie Glukose natürlicher Bestandteil von Zucker (siehe Seite 15). Besonders in der Karenzphase sollten Sie daher auch Haushaltszucker weitgehend meiden. Grundsätzlich gilt: Verwenden Sie Zucker sparsam, da er reichlich Kalorien, aber sehr wenige wertvolle Nährstoffe liefert.

Zuckerarten, die fast immer schlecht verträglich sind

> **Agavendicksaft/-sirup:** aus dem Saft von Agaven hergestellt, hoher Anteil freier (nicht an Glukose gebundener) Fruktose.
> **Dicksaft (Apfel- und Birnendicksaft):** aus Fruchtsäften, ebenfalls hoher Anteil freier Fruktose.
> **Fruktose/Fructose/Fruchtzucker/Fruktosesirup:** freie Fruktose, traditionell aus Haushaltszucker gewonnen, zunehmend auch aus Stärkesirup hergestellt.

Zuckeralkohole – bitte unbedingt meiden

Lebensmittel, die Zuckeralkohole (Zuckeraustauschstoffe) enthalten, sollten Sie bei einer Fruktose-Unverträglichkeit unbedingt generell meiden. Zuckeralkohole kommen auch von Natur aus in pflanzlichen Lebensmitteln vor (siehe ab Seite 41), vor allem sind sie jedoch als Zuckerersatzstoffe in industriell hergestellten süßen Lebensmitteln zu finden. Wie Sie bereits wissen, sind die Werbeversprechen »zuckerfrei« und »free« auf der Packung erste Hinweise auf zugesetzte Zuckeraustauschstoffe.

> **Isomalt(it) E 953:** aus Saccharose (Zucker) hergestellt, in »zuckerfreien« und kalorienreduzierten Süßwaren.
> **Laktit E 966:** aus Milchzucker gewonnen. Wirkt nicht wasseranziehend und wird deshalb besonders für Produkte verwendet, die trocken bleiben müssen.
> **Maltit E 965:** aus Stärke synthetisiert. Als Zutat Maltitsirup findet es sich beispielsweise in Energieriegeln, die als »zuckerfrei« beworben werden.
> **Mannit E 421 (auch Mannitol):** aus Glukose über Umwandlung in Fruktose und schließlich Mannose hergestellt; auch als Arzneistoff bei Wassereinlagerungen eingesetzt.
> **Sorbit, E 420 (auch Sorbitol):** aus Glukose synthetisiert, nur halb so süß wie Haushaltszucker. Viele als zuckerfrei beworbene Bonbons enthalten Sorbit als Süßungsmittel. »Diabetikersüße« enthält bis zu 99 Prozent Sorbit.
> **Xylit E 967:** aus Xylose (Holzzucker) synthetisiert. Erzeugt einen kühlenden Effekt auf der Zunge und unterstützt so die erfrischende Wirkung menthol- oder minthaltiger Süßwaren.

TIPP

Lebensmittel, in denen der Anteil an Zuckeralkoholen bei mehr als 10 Prozent liegt, müssen den Warnhinweis tragen »Kann bei übermäßigem Verzehr abführend wirken«.

Die Lebensmittelpyramide nach der Deutschen Gesellschaft für Ernährung (DGE) zeigt, welchen Anteil an unserer Ernährung die einzelnen Lebensmittelgruppen ausmachen sollten.

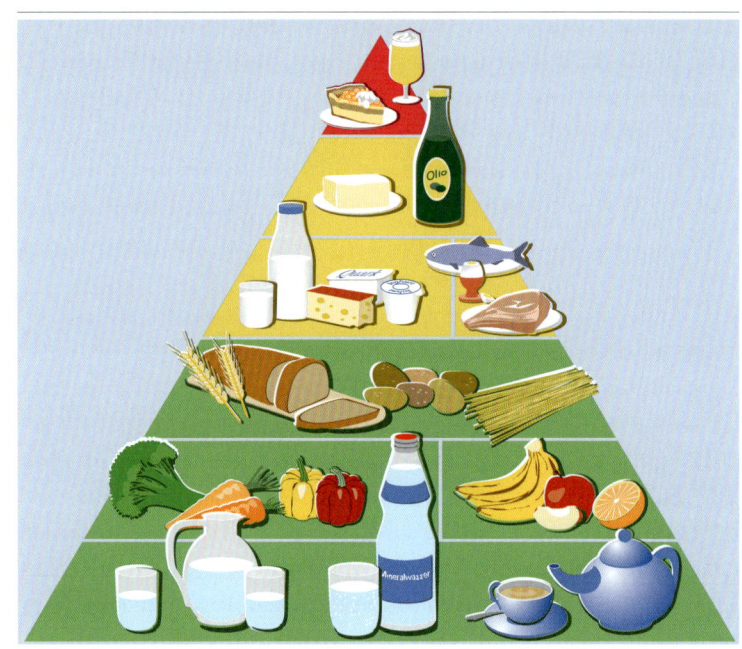

Fruktose in natürlichen Lebensmitteln

Die Lebensmittelpyramide veranschaulicht die Einteilung unserer Lebensmittel in acht Lebensmittelgruppen, dabei zeigt die Größe des Bereichs jeweils den empfehlenswerten Anteil an. Bei Fruktose-Unverträglichkeit gelten natürlich leicht abgewandelte Regeln (siehe Seite 43 und 44).

> Die Lebensmittel im grünen Bereich sollten den größten Teil unserer Ernährung ausmachen: Wasser, Tee und sonstige kalorienfreie Getränke, Gemüse und Obst, Getreide und Kartoffeln.

> Die Lebensmittel im gelben Bereich sollten einen geringeren Anteil am Speiseplan haben, sind aber wichtig für eine gesunde Ernährung: Milch(produkte), Geflügel/Fleisch/Fisch/Eier (einschließlich Hülsenfrüchte als pflanzliche Eiweißquelle) sowie Fette, Öle und Ölfrüchte.

> Die Lebensmittel im roten Bereich, an der Spitze der Pyramide, sind sparsam einzusetzende Extras: Alkohol, Süßigkeiten, Fastfood, Knabberwaren und Ähnliches.

Hier ist garantiert keine Fruktose enthalten

Völlig frei von Fruktose sind vier der acht in der Pyramide dargestellten Lebensmittelgruppen:

> Wasser, Mineralwasser, Tee und Kaffee (pur).
> Milch, natürliche Milchprodukte ohne sonstige Zutaten, Käse.
> Fleisch, Fleischprodukte, Fisch, Eier.
> Naturbelassene Fette und Öle.

Die fruktosefreien Lebensmittel allein versorgen Sie jedoch nicht mit allen lebenswichtigen Nährstoffen. Gemüse und Getreide fehlen hier, die viele wichtige Vitamine, Mineralien und bioaktive Substanzen liefern. Um einem Nährstoffmangel vorzubeugen, wählen Sie aus dieser Gruppe diejenigen Lebensmittel mit geringem Fruktosegehalt aus oder aber kleine, verträgliche Portionen.

Bei den Quellen für natürlichen Fruchtzucker denken Sie sicher sofort an Früchte. Tatsächlich steckt Fruktose aber von Natur aus auch noch in einer Reihe anderer Lebensmittelgruppen. Daneben finden sich noch zugesetzte Fruktose und fruktosehaltige Zutaten in industriell verarbeiteten Lebensmitteln.

Um nicht von Beschwerden überrascht zu werden, sollten Sie auf Lebensmittel wie Süßwaren oder Milchprodukte mit Zusätzen möglichst verzichten und Ihre Mahlzeiten aus frischen, natürlichen Lebensmitteln selbst zubereiten.

GU-ERFOLGSTIPP   DIE FRISCHE KRÄUTERKÜCHE

Kräuter liefern in den üblichen kleinen Mengen wenig Fruktose, dafür reichlich Vitamine und Mineralstoffe – die ideale »Nahrungsergänzung«. Wenn Sie Ihre Speisen so oft wie möglich mit frischen Kräutern verfeinern, können Sie die Nährstoffdichte erhöhen, ohne die Fruktosezufuhr wesentlich zu steigern. Außerdem können Sie damit Salz einsparen. Legen Sie sich doch einen kleinen Kräutergarten auf Fensterbank oder Balkon an! Genießen Sie ein frisches Basilikum-Pesto, Nudeln mit Salbeibutter, Frischkäsebrot mit Schnittlauch und Kapuzinerkresseblüten, Gurkensalat mit Borretsch ... In der (Bio-)Gärtnerei oder auf dem Gemüsemarkt finden Sie eine riesige Auswahl vor!

Hier steckt Fruktose drin

Außer in Früchten steckt Fruktose in mehr oder weniger großen Mengen auch in einer Reihe anderer natürlicher Lebensmittel:

> Gemüse und Gemüseprodukte
> Obst und Obstprodukte
> Getreide und Kartoffeln

Mithilfe der Tabelle zum Fruktosegehalt (ab Seite 45) können Sie sich Schritt für Schritt an Ihre Verträglichkeitsgrenze herantasten. Für viele reicht es aus, eine Grenze von täglich 25 Gramm Fruktose nicht zu überschreiten. Wenn Sie auf ein Lebensmittel in der Phase 1 (Karenzphase) verzichten müssen, testen Sie unbedingt in Phase 2 (Testphase), ob Sie es wieder vertragen.

Fruktosearme Lebensmittel

Beim Gemüse sind zum Beispiel Spinat, Feldsalat, Avocados oder Pilze sehr fruktosearm (siehe auch Tabelle ab Seite 47). In der Karenzphase sollten Sie diese Sorten deshalb bevorzugen.

Die Fruktosekonzentrationen in Getreide sind so gering, dass sie kaum einmal Beschwerden auslösen. Beispielsweise enthalten Nudeln, Mais und Reis pro Portion von 75 Gramm Rohgewicht weniger als 0,06 Gramm Fruktose – eine 70 Kilogramm schwere Person darf in der Karenzphase bis 2,8 Gramm zu sich nehmen. Kartoffeln dagegen enthalten für die Karenzphase zu viel Fruktose pro Portion, sie können aber in der Testphase wieder auf den Speiseplan kommen. Geeignete Rezepte für die Karenzphase finden Sie ab Seite 82.

Fruktosereiche Lebensmittel

Alle Obstsorten und Obstprodukte, wie zum Beispiel Mus oder Saft, enthalten reichlich Fruktose. In Phase 1 (der Karenzphase) sollten Sie darauf verzichten.

Auch einige Gemüsesorten wie rote und gelbe Paprika liefern größere Fruktosemengen. Auf sie müssen Sie auch in der Karenzphase nicht völlig verzichten: Verwenden Sie sie in Portionen bis 25 Gramm, ab der Testphase von 50 bis 100 Gramm. Kombinieren Sie sie mit größeren Portionen fruktosearmer Gemüsesorten.

Fruktose und Glukose in Obst, Gemüse und Getreide

Je Kilo Körpergewicht ist in der Karenzphase eine Menge von maximal 0,04 Gramm Fruktose täglich zu empfehlen. Für einen 70 Kilogramm schweren Menschen wären dies zum Beispiel 2,8 Gramm am Tag.

	Fruktose in g	Glukose in g	Verhältnis Fruktose : Glukose		Fruktose in g	Glukose in g	Verhältnis Fruktose : Glukose
Obst und Obstprodukte				Honigmelone			
Frisches Obst (je 100 g)				(Zuckermelone)	0,56	0,68	1 : 1,23
Akee				Jabotikaba	4,83	4,83	1 : 1,00
(Akipflaume)	1,61	1,61	1 : 1,00	Johannisbeere, rot	3,80	3,07	1 : 0,81
Ananas	2,59	2,26	1 : 0,87	Johannisbeere,			
Apfel	5,74	2,04	1 : 0,35	schwarz	5,18	3,96	1 : 0,76
Apfelsine	2,87	2,53	1 : 0,88	Johannisbeere,			
Aprikose	0,86	1,73	1 : 2,01	weiß	4,13	4,27	1 : 1,03
Banane	3,64	3,79	1 : 1,04	Kaki	8,00	7,04	1 : 0,88
Birne	6,75	1,67	1 : 0,25	Kaktusbirne			
Brombeere	1,35	1,28	1 : 0,95	(Kaktusfeige)	0,60	6,50	1 : 10,9
Carissa	5,79	5,79	1 : 1,00	Kirsche, Sauer-	4,77	5,76	1 : 1,21
Cashewapfel	3,77	3,77	1 : 1,00	Kirsche, Süß-	6,16	6,94	1 : 1,13
Chayote	1,60	1,36	1 : 0,85	Kiwi	4,41	4,71	1 : 1,07
Cherimoya	4,42	4,42	1 : 1,00	Kumquat	4,56	4,02	1 : 0,88
Dattel	31,33	33,61	1 : 1,07	Limette	0,80	0,80	1 : 1,00
Ebereschenbeere				Litchi	3,40	5,10	1 : 1,50
(Vogelbeere)	5,68	5,68	1 : 1,00	Loganbeere	1,30	1,90	1 : 1,46
Erdbeere	2,28	2,16	1 : 0,95	Mamey-Apfel	4,32	4,32	1 : 1,00
Feige	5,51	6,99	1 : 1,27	Mandarine	1,30	1,70	1 : 1,30
Feijoa				Mango	2,73	0,64	1 : 0,23
(Ananas-Guave)	2,80	2,80	1 : 1,00	Maulbeere	4,30	3,79	1 : 0,88
Granatapfel	7,37	9,05	1 : 1,23	Mirabelle	4,30	5,10	1 : 1,19
Guave	2,75	2,35	1 : 0,85	Mispel	4,77	4,77	1 : 1,00
Hagebutte	8,69	8,70	1 : 1,00	Mispel, japanisch	0,24	10,36	1 : 44,08
Heidelbeere	4,07	3,00	1 : 0,74	Moosbeere	1,83	1,83	1 : 1,00
Himbeere	2,04	1,77	1 : 0,87	Nektarine	1,79	1,79	1 : 1,00
Holunderbeere	3,55	3,58	1 : 1,01	Netzanone	7,63	7,63	1 : 1,00

Fruktose und Glukose in Obst, Gemüse und Getreide

	Fruktose in g	Glukose in g	Verhältnis Fruktose : Glukose		Fruktose in g	Glukose in g	Verhältnis Fruktose : Glukose
Orange s. Apfelsine				**Trockenfrüchte (je 25 g)**			
Papaya	0,34	1,03	1 : 3,07	Apfel	7,69	2,73	1 : 0,35
Passionsfrucht (Maracuja)	3,97	5,13	1 : 1,29	Aprikose	1,27	2,56	1 : 2,01
				Banane	2,78	2,89	1 : 1,04
Pfirsich	1,24	1,04	1 : 0,84	Birne	8,13	2,02	1 : 0,25
Pflaume	2,02	3,38	1 : 1,67	Dattel	7,97	8,55	1 : 1,07
Physalis (Kapstachelbeere)	4,66	4,66	1 : 1,00	Feige	6,21	7,88	1 : 1,27
				Pfirsich	1,89	1,59	1 : 0,84
Preiselbeere	3,34	3,46	1 : 1,03	Pflaume	2,80	4,67	1 : 1,67
Quitte	4,29	2,67	1 : 0,62	Weinbeere, rot und weiß	8,16	7,85	1 : 0,96
Rambutan	5,25	5,25	1 : 1,00	Zwetschge	2,92	6,28	1 : 2,15
Reineclaude	4,04	5,45	1 : 1,35	**Konfitüre (je 20 g)**			
Sanddornbeere	2,22	2,53	1 : 1,14	Ananas	0,19	0,17	1 : 0,87
Sapotillapfel	6,08	6,08	1 : 1,00	Apfel	0,42	0,15	1 : 0,35
Stachelanone	5,43	5,43	1 : 1,00	Aprikose	0,06	0,13	1 : 2,01
Stachelbeere	4,01	3,63	1 : 0,91	Birne	0,50	0,12	1 : 0,25
Surinam-Kirsche	3,29	3,29	1 : 1,00	Brombeere	0,10	0,09	1 : 0,95
Tamarillo	3,71	3,71	1 : 1,00	Erdbeere	0,17	0,16	1 : 0,95
Wassermelone	2,90	2,90	1 : 1,00	Hagebutte	0,64	0,64	1 : 1,00
Weinbeere, rot und weiß	7,63	7,33	1 : 0,96	Heidelbeere	0,30	0,22	1 : 0,74
Zitrone	3,45	3,58	1 : 1,04	Himbeere	0,15	0,13	1 : 0,87
Zuckermelone s. Honigmelone				Johannisbeere, rot	0,28	0,23	1 : 0,81
Fruchtsäfte (je 100 ml)				Johannisbeere, schwarz	0,38	0,29	1 : 0,76
Apfelsaft	5,33	1,89	1 : 0,35	Kiwi	0,32	0,35	1 : 1,07
Birnensaft	6,25	1,55	1 : 0,25	Mango	0,20	0,05	1 : 0,25
Orangensaft	2,36	2,08	1 : 0,88	Mirabelle	0,32	0,38	1 : 1,19
Traubensaft, rot und weiß	6,95	6,68	1 : 0,96	Orange	0,21	0,19	1 : 0,88
				Passionsfrucht	0,29	0,38	1 : 1,29
Zitronensaft	1,03	1,00	1 : 0,97	Pfirsich	0,09	0,08	1 : 0,84
				Pflaume	0,15	0,25	1 : 1,67

	Fruktose in g	Glukose in g	Verhältnis Fruktose : Glukose		Fruktose in g	Glukose in g	Verhältnis Fruktose : Glukose
Preiselbeere	0,25	0,25	1 : 1,03	Blumenkohl	0,91	1,01	1 : 1,10
Satsuma	0,09	0,12	1 : 1,33	Bohnen, grün	0,56	0,43	1 : 0,77
Sauerkirsche	0,35	0,42	1 : 1,21	Brokkoli	0,90	1,00	1 : 1,11
Stachelbeere	0,30	0,27	1 : 0,90	Chicorée	0,73	1,38	1 : 1,90
Zwetschge	0,15	0,32	1 : 2,15	Chinakohl	0,43	0,42	1 : 0,98
				Erbsen, grün	0,25	0,37	1 : 1,50
Gemüse				Fenchel	1,14	1,34	1 : 1,18
Frische Blattsalate und Sprossen (je 50 g)				Fleischtomate	1,30	1,11	1 : 0,85
Alfalfasprossen				Gemüsepaprika, gelb	2,17	2,65	1 : 1,22
(Luzerne)	0,22	0,22	1 : 1,00				
Bambussprossen	0,12	0,12	1 : 1,00	Gemüsepaprika, grün	1,19	1,46	1 : 1,22
Eisbergsalat	0,31	0,31	1 : 1,00				
Endivien	0,03	0,01	1 : 0,41	Gemüsepaprika, rot	3,74	2,34	1 : 0,62
Feldsalat	0,09	0,14	1 : 1,56				
Kopfsalat	0,27	0,21	1 : 0,80	Grünkohl	0,99	0,81	1 : 0,82
Löwenzahn	1,55	2,69	1 : 1,74	Gurke	0,88	0,79	1 : 0,90
Mungbohnen-				Karotte			
sprossen	0,04	0,14	1 : 3,20	s. Mohrrübe			
Radicchio	0,30	0,30	1 : 1,00	Kartoffel, geschält	0,15	0,22	1 : 1,50
Romanasalat	0,34	0,34	1 : 1,00	Knollensellerie	0,09	0,05	1 : 0,50
Rucola	0,38	0,38	1 : 1,01	Kohlrabi	1,11	1,30	1 : 1,17
Schnittsalat	0,56	0,56	1 : 1,00	Kohlrübe			
Sojasprossen	0,56	0,56	1 : 1,00	(Steckrübe)	2,00	2,25	1 : 1,13
Zuckerhutsalat	0,30	0,30	1 : 1,00	Kürbis	1,56	1,33	1 : 0,85
Frisches Gemüse (je 100 g)				Lauchzwiebel	1,87	2,98	1 : 1,59
Artischocke	1,50	0,53	1 : 0,35	Mangold	0,64	1,54	1 : 2,41
Aubergine	1,12	1,12	1 : 1,00	Mohrrübe (Karotte)	1,32	1,63	1 : 1,24
Avocado	0,02	0,06	1 : 3,05	Okra	0,88	0,77	1 : 0,88
Batate				Pak Choi	0,43	0,42	1 : 0,98
(Süßkartoffel)	0,36	1,08	1 : 3,00	Pastinake	0,12	0,15	1 : 1,25
Blattspinat	0,11	0,14	1 : 1,25	Perlzwiebel	3,63	5,78	1 : 1,59
Bleichsellerie	0,61	0,61	1 : 1,00	Porree (Lauch)	1,16	0,90	1 : 0,78

Fruktose und Glukose in Obst, Gemüse und Getreide

	Fruktose in g	Glukose in g	Verhältnis Fruktose : Glukose		Fruktose in g	Glukose in g	Verhältnis Fruktose : Glukose
Radieschen	0,64	1,38	1 : 2,17	Steinpilz	0,03	0,06	1 : 2,37
Rettich	0,57	1,23	1 : 2,17	**Frische Hülsenfrüchte (50 g)**			
Rhabarber	0,39	0,41	1 : 1,06	Dicke Bohnen	1,09	0,84	1 : 0,77
Rosenkohl	0,89	0,99	1 : 1,11	Prunkbohnen	1,09	0,84	1 : 0,77
Rote Bete	0,34	0,34	1 : 1,00	Chinabohnen	1,49	1,15	1 : 0,77
Rotkohl	1,81	1,31	1 : 0,73	Sojabohnen	0,91	0,70	1 : 0,77
Schalotte	0,73	1,16	1 : 1,59	Stangenbohnen,			
Schwarzwurzel	0,03	0,11	1 : 3,21	grün	0,56	0,43	1 : 0,77
Spargel, grün	0,87	0,50	1 : 0,57	Kichererbsen	0,19	0,19	1 : 1,00
Spargel, weiß	1,16	0,57	1 : 0,49	**Frische Kräuter (je 5 g)**			
Spinat				Basilikum	0,10	0,10	1 : 1,00
s. Blattspinat				Borretsch	0,04	0,04	1 : 1,00
Spitzkohl	0,96	0,96	1 : 1,00	Brennnessel	0,06	0,12	1 : 2,00
Teltower Rübchen	0,34	0,34	1 : 1,00	Brunnenkresse	0,03	0,05	1 : 2,00
Tomate, rot	1,30	1,11	1 : 0,85	Dill	0,16	0,16	1 : 1,00
Topinambur	0,04	0,08	1 : 2,00	Estragon	0,13	0,13	1 : 1,00
Wachsbohnen	0,96	0,74	1 : 0,77	Kerbel	0,12	0,12	1 : 1,00
Weiße Rübe				Kresse	0,02	0,05	1 : 2,40
(Steckrübe)	1,49	1,77	1 : 1,19	Liebstöckel	0,10	0,10	1 : 1,00
Weißkohl	1,87	1,87	1 : 1,00	Majoran	0,14	0,14	1 : 1,00
Wirsing	0,86	0,86	1 : 1,00	Oregano	0,19	0,19	1 : 1,00
Zucchini	0,70	0,60	1 : 0,85	Petersilie, Blatt	0,09	0,15	1 : 1,60
Zuckererbsen	0,20	0,30	1 : 1,50	Pfefferminze	0,11	0,11	1 : 1,00
Zuckermais	0,16	0,47	1 : 3,01	Pimpinelle	0,10	0,10	1 : 1,00
Zwiebel	1,08	1,72	1 : 1,59	Rosmarin	0,15	0,15	1 : 1,00
Frische Pilze (je 100 g)				Salbei	0,14	0,14	1 : 1,00
Birkenpilz	0,01	0,02	1 : 2,40	Schnittlauch	0,03	0,03	1 : 1,00
Butterpilz	0,02	0,04	1 : 2,40	Thymian	0,15	0,15	1 : 1,00
Champignon	0,03	0,07	1 : 2,39	**Gemüse, Glas/TK (je 100 g)**			
Morchel	0,03	0,06	1 : 2,40	Gewürzgurken	0,77	0,69	1 : 0,90
Pfifferling	0,01	0,02	1 : 2,40	Perlzwiebel,			
Shiitakepilz	0,62	1,48	1 : 2,40	abgetropft	2,91	4,63	1 : 1,59

	Fruktose in g	Glukose in g	Verhältnis Fruktose : Glukose		Fruktose in g	Glukose in g	Verhältnis Fruktose : Glukose
Salz-Dill-Gurke, milchsauer	0,51	0,46	1 : 0,90	Mehrkornbrot	0,16	0,23	1 : 1,47
Sauerkraut, abgetropft	0,27	0,27	1 : 1,00	Roggenvollkorn-brot	0,03	0,03	1 : 1,11
Zuckermais, Glas	0,10	0,30	1 : 3,02	Vollkornbrot mit Sonnenblumen-			
Zuckermais, TK	0,17	0,51	1 : 3,01	kernen	0,03	0,03	1 : 1,12
Gemüsesäfte (je 100 ml)				Vollkornbrötchen	0,02	0,30	1 : 13,72
Gemüse-Mischsaft	0,77	0,94	1 : 1,22	Weißbrot (Weizen)	0,03	0,03	1 : 1,04
Rote-Bete-Saft	0,28	0,28	1 : 1,00	Weizenvollkorn-			
Möhrensaft	1,10	1,36	1 : 1,24	brot	0,03	0,29	1 : 10,61
Sauerkrautsaft	0,23	0,23	1 : 1,00	**Getreide/Mehl (je 60 g)**			
Tomatensaft	1,05	0,89	1 : 0,85	Grünkernschrot	0,04	0,04	1 : 1,00
				Reis, geschält/ parboiled	0,05	0,05	1 : 1,00
Getreide				Reis, ungeschält	0,04	0,04	1 : 1,00
Frühstücksgetreide (je 30 g)				Roggen	0,04	0,04	1 : 1,00
Buchweizen	0,02	0,02	1 : 1,00	Roggenmehl, Type 815	0,43	0,64	1 : 1,50
Gerstenflocken	0,04	0,04	1 : 1,00	Roggenschrot,			
Grünkern	0,02	0,02	1 : 1,00	Type 1800	0,04	0,04	1 : 1,00
Roggenflocken	0,02	0,02	1 : 1,00	Teigwaren			
Weizenflocken	0,02	0,02	1 : 1,00	(Nudeln)	0,04	0,04	1 : 1,00
Maisgrieß	0,02	0,02	1 : 1,00	Weizen	0,04	0,04	1 : 1,00
Brot (je 50 g)				Weizen-Back-			
Gerstenbrot	0,17	0,24	1 : 1,48	schrot, Type 1700	0,04	0,04	1 : 1,00
Graubrot (Rog-genmischbrot)	0,17	0,24	1 : 1,48	Weizenmehl, Type 405	0,04	0,04	1 : 1,00
Graubrot (Weizen-mischbrot)	0,11	0,15	1 : 1,38	Weizenmehl, Type 550	0,04	0,04	1 : 1,00
Hafervollkornbrot	0,03	0,03	1 : 1,24				
Knäckebrot (Roggen)	0,34	0,49	1 : 1,47				
Knäckebrot (Weizen)	0,03	0,03	1 : 1,04				

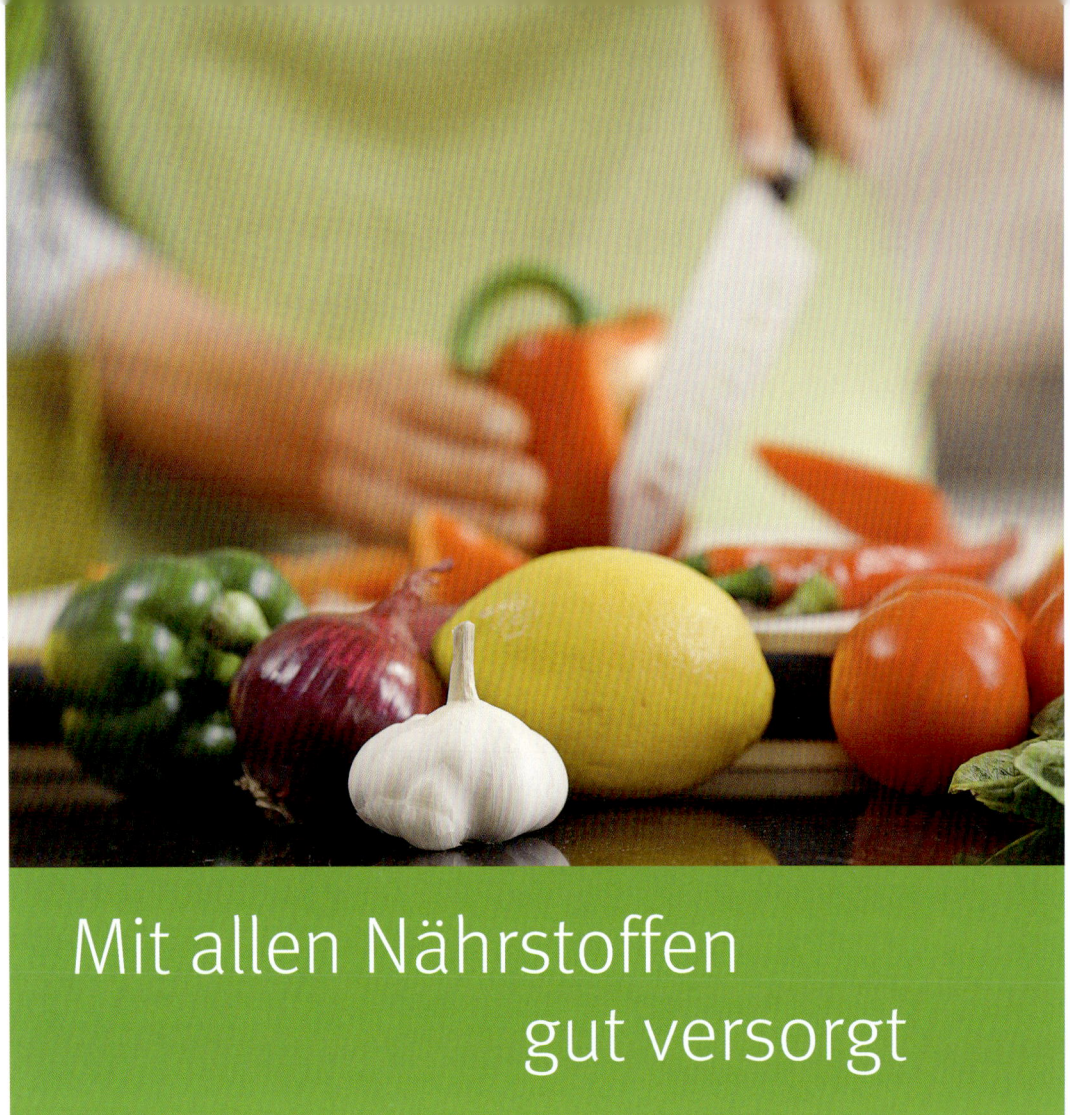

Mit allen Nährstoffen
gut versorgt

»**Lass die Nahrung dein Heilmittel** und die Heilmittel deine Nahrung sein.« So empfahl es schon Hippokrates, der berühmteste Arzt der Antike. Auch in der heutigen Zeit ist unsere Nahrung eine wichtige Säule unserer Gesundheit, sie sollte den Körper mit allen lebenswichtigen Nährstoffen versorgen. Diese stecken besonders reichlich in pflanzlichen Lebensmitteln. Deshalb ist es so wichtig, bei Fruktose-Unverträglichkeit darauf zu achten, im verträglichen Rahmen genug von allem zu bekommen.

Ernährung für einen gesunden Darm

In jedem Organismus finden ununterbrochen Ab- und Aufbauprozesse statt. Alte Zellen werden abgebaut und durch neue ersetzt. Für den Zellaufbau werden auch Nährstoffe benötigt, die der Körper nicht selbst produzieren kann. Gut funktionierende Zellsysteme sind deshalb auch von einer guten Ernährung abhängig. Die Nahrung muss so zusammengesetzt sein, dass regelmäßig alle Stoffe zur Verfügung stehen, die für den Zellaufbau nötig sind:

> Eiweiße (Proteine), die der Körper gut verwerten kann, als Quelle der benötigten Aminosäuren.
> Lebenswichtige Fettsäuren und fettlösliche Vitamine (Vitamin A, D, E und K) aus hochwertigen kaltgepressten Pflanzenölen.
> B-Vitamine und Vitamin C, Mineralstoffe und Spurenelemente sowie bioaktive Pflanzeninhaltsstoffe.

Für die Gesundheit des Darms sind zudem bestimmte Mikroorganismen, die sogenannten Probiotika, zuständig. Die in vielen natürlichen Nahrungsmitteln, zum Beispiel in Gemüse, vorkommenden Prebiotika sind der Nährstoff für diese wichtigen Mikroorganismen. Prebiotika werden wegen ihres guten Rufs verschiedenen Lebensmitteln auch immer öfter werbewirksam zugesetzt. Diese großen Mengen sind jedoch oftmals ungünstig für Menschen, mit einem empfindlichen Darm.

Mikronährstoffe: Vitamine & Co.

Pflanzliche Lebensmittel, allen voran Gemüse, aber auch Obst und Getreide sind wichtige Lieferanten für Mikronährstoffe – Substanzen, die der Körper nur in winzigen Mengen benötigt. Dazu zählen Vitamine, Mineralien, Spurenelemente (Mineralien, die in Mengen unter 50 Milligramm pro Kilo Körpergewicht vorkommen) sowie bioaktive Pflanzenstoffe. Diese Nährstoffe braucht der Körper, um gesund zu bleiben, er kann sie jedoch (mit Ausnahme von Vitamin D) nicht selbst herstellen.

Bioaktive Pflanzenstoffe

In unserer Nahrung gibt es über 10 000 bioaktive Pflanzenstoffe, wie Carotinoide, Phytosterine, Saponine, Sulfide, Terpene, Polyphenole. Ihre Wirkmechanismen sind erst zum Teil erforscht. Obwohl sie nicht zu den lebensnotwendigen (essenziellen) Stoffen zählen, sind sich die Experten einig, dass sie ebenso wertvoll sind wie Vitamine und Mineralien. Besondere Aufmerksamkeit schenkt man ihrem Anti-Krebs-Potenzial. Während der Karenzphase, in der Sie keine Früchte essen, können Sie sich durch Gemüse und Getreide mit bioaktiven Pflanzenstoffen versorgen.

Auch in der Karenzphase mit allem gut versorgt

Solange Sie über Gemüse genug von allen Nährstoffen bekommen, müssen Sie auch in Phase 1 keinen Mangel befürchten. Sobald Sie beginnen, die Fruktosemenge zu steigern, können Sie schrittweise auch das Gemüse- und Obstspektrum wieder erweitern. Im Beispielplan ab Seite 56 sehen Sie, wie Sie sich in der Karenzphase optimal mit Mikronährstoffen versorgen – ganz natürlich und ohne Präparate zur Nahrungsergänzung.

Vorsicht: Oft lässt sich in der ersten Behandlungsphase ein Mangel an Zink, Folsäure und Vitamin C beobachten – sie gelten als kritische Nährstoffe bei Fruktose-Unverträglichkeit. Hier sollten Sie genug entsprechende Lebensmittel auf Ihren Speisplan setzen.

> **Zink:** Das Spurenelement stabilisiert die Zellmembranen und ist wichtig für die Enzymfunktionen. Ein Mangel führt zu verminderter Wundheilung, erhöhter Infektanfälligkeit und vorübergehendem Verlust des Geschmacks- und Geruchsempfindens. Die empfohlene tägliche Zufuhr liegt bei 7 mg (Frauen) und 10 mg (Männer). Gute Quellen: Leber, Rindfleisch, Käse, Haferflocken, Para-, Erd- und Walnüsse, Getreide, Hülsenfrüchte.

> **Folsäure:** Die wasserlösliche Folsäure aus dem Vitamin-B-Komplex ist an der Zellteilung und damit auch an der Zellneubildung beteiligt. Ein Mangel zeigt sich besonders an Zellen mit hoher Teilungsrate wie in der Darmschleimhaut. Die empfohlene tägliche Menge liegt bei 400 μg. Folsäure ist in geringen Mengen in Vollkorn, grünem Blattgemüse, Roten Beten, Brokkoli, Karotten, Spargel, Rosenkohl, Spinat, Tomaten, Eigelb und Nüssen enthalten sowie in Fisch und Fleisch. Viel Folsäure liefern Weizenkeime und -kleie (bis zu 400 μg je 100 g) sowie Kalbs- und Geflügelleber mit (rund 100 μg je 100 g).

> **Vitamin C:** Das wasserlösliche Vitamin braucht der Körper für Bildung und Funktion der Stützgewebe sowie als Aktivator des Zellstoffwechsels. Ein leichter Mangel zeigt sich durch erhöhte Krankheitsanfälligkeit und rasche Ermüdung, ein schwerer Mangel durch Blutungen der Schleimhäute. Die empfohlene tägliche Menge sind 100 mg. Gute Quellen sind, abgesehen von Obst, zum Beispiel Petersilie, Kohl, Spinat und Brokkoli.

VITAMINE SCHONEN

Um in den vollen Genuss der wertvollen Inhaltsstoffe zu kommen, kaufen Sie Gemüse frisch vom (Bauern-) Markt und bereiten es bald zu. Da manche Vitamine hitzeempfindlich sind, kochen Sie Gemüse »kurz und knackig«. Genießen Sie auch viel grünen Salat und frische Kräuter von der Fensterbank.

Gute Quellen für Zink, Folsäure und Vitamin C

Hier sehen Sie im Überblick, wie Sie sich in der Karenzphase auch mit den »kritischen« Nährstoffen ausreichend versorgen können. Die empfehlenswerte tägliche Zufuhrmenge von Zink liegt bei 7 Milligramm für Frauen und 10 Milligramm für Männer. Die Tabelle gibt jeweils den höheren Wert für Männer an; um ihn für Frauen zu errechnen, teilen Sie den angegebenen Wert einfach durch 10 und multiplizieren das Ergebnis mit 7. Den Folsäurebedarf zu decken ist bei einem Kinderwunsch besonders wichtig (in der Schwangerschaft liegt er sogar bei 600 µg täglich); besprechen Sie Ihren Ernährungsplan bitte auch individuell mit Ihrem Arzt!

Gute Quellen für Zink

	Zink pro Portion in Mikrogramm (µg)	Anteil der Tagesempfehlung (10 mg, Männer) in Prozent		Zink pro Portion in Mikrogramm (µg)	Anteil der Tagesempfehlung (10 mg, Männer) in Prozent
Frisches Obst (je 100 g)			**Getreide**		
Himbeere	530	5	Haferflocken,		
Kiwi	450	5	Vollkorn (30 g)	1220	12
Frisches Gemüse (je 100 g)			Reis, ungeschält		
Brokkoli	610	6	(60 g)	910	9
Chinakohl	340	3	Roggenvollkorn-		
Erbsen, grün	750	8	brot (50 g)	1210	12
Feldsalat (50 g)	270	3	Teigwaren		
Kartoffel	350	3	(Nudeln, 60 g)	960	10
Mohrrübe	640	6	**Fisch/Geflügel/Fleisch (je 150 g)**		
Pastinake	850	9	Brathähnchen,		
Rosenkohl	590	6	Brustfilet	1050	11
Spinat	580	6	Kabeljaufilet	750	8
Zuckererbsen	4100	41	Kalbsschnitzel	3450	35
Frische Pilze (je 100 g)			Köhlerfilet	900	9
Birkenpilz	500	5	Lachsfilet, frisch	1200	12
Butterpilz	500	5	Rindersteak	5970	60
Champignon	540	5	Schweineschnitzel	3900	39
Pfifferling	650	7	**Nüsse und Samen (je 25 g)**		
Steinpilz	700	7	Kürbiskerne	1060	11
Hülsenfrüchte (je 50 g)			Pinienkerne	640	6
Kichererbsen	690	7	Sonnenblumenkerne	770	8

Gute Quellen für Folsäure

	Folsäure in Mikrogramm (µg) je Portion	Anteil der Tagesempfehlung (400 µg) in Prozent		Folsäure in Mikrogramm (µg) je Portion	Anteil der Tagesempfehlung (400 µg) in Prozent
Frisches Obst (je 100 g)			Mohrrübe	12	3
Erdbeere	16	4	Pastinake	59	15
Himbeere	16	4	Rosenkohl	78	20
Kiwi	20	5	Spinat	78	20
Mandarine	7	2	Tomate	39	10
Mango	36	9	Weißkohl	79	20
Nektarine	5	1	Wirsing	90	23
Orange	24	6	Zuckererbsen	33	8
Sauerkirsche	8	2	**Frische Pilze (je 100 g)**		
Süßkirsche	6	2	Birkenpilz	25	6
Wassermelone	5	1	Butterpilz	25	6
Weintraube	5	1	Champignon	25	6
Zuckermelone	30	8	Pfifferling	25	6
Frisches Gemüse (je 100 g)			Steinpilz	25	6
Artischocke	68	17	**Frische Kräuter (je 5 g)**		
Aubergine	31	8	Petersilie	5,8	1
Blumenkohl	55	14	Schnittlauch	4	1
Bohnen, grün	44	11	**Hülsenfrüchte (je 50 g)**		
Brokkoli	90	23	Dicke Bohnen	22	6
Chicorée (50 g)	26	7	Kichererbsen	16,5	4
Chinakohl	83	21	**Getreide**		
Eisbergsalat (50 g)	26,5	7	Roggenvollkornbrot (50 g)	18	5
Erbsen, grün	33	8	Haferflocken, Vollkorn (30 g)	7	2
Feldsalat (50 g)	15	4	Weizenkeime (5 g)	26	7
Gemüsepaprika			**Fisch/Geflügel/Fleisch (je 150 g)**		
–, gelb	18	5	Brathähnchen, Brustfilet	13,5	3
–, grün	18	5	Hähnchenleber	570	143
–, rot	50	13	Kabeljaufilet, frisch	18	5
Kartoffel, geschält (300 g)	90	23			
Kürbis	17	4			

	Folsäure in Mikrogramm (μg) je Portion	Anteil der Tagesempfehlung (400 μg) in Prozent		Folsäure in Mikrogramm (μg) je Portion	Anteil der Tagesempfehlung (400 μg) in Prozent
Kalbsleber	360	90	Haselnuss	11	3
Kalbsschnitzel	21	5	Kürbiskerne	8	2
Köhlerfilet, frisch	15	4	Mandel, süß	14	4
Lachs, frisch	39	10	Pinienkerne	9	2
Schweineschnitzel	13,5	3	Sonnenblumen-		
Nüsse und Samen (je 25 g)			kerne	15	4
Erdnuss	25	6	Walnuss	12	3

Gute Quellen für Vitamin C

	Vitamin C in Milligramm je Portion*		Vitamin C in Milligramm je Portion*
Frisches Obst (je 100 g)		Gemüsepaprika	
Erdbeere	65	–, gelb	130
Himbeere	25	–, grün	139
Honigmelone	33	–, rot	140
Kiwi	71	Kartoffel	51
Mandarine	30	Pastinake	18
Mango	39	Rosenkohl	112
Nektarine	8	Spinat	52
Orange	50	Tomate	25
Sauerkirsche	12	Weißkohl	46
Süßkirsche	15	Wirsing	49
Wassermelone	6	**Frische Pilze (je 100 g)**	
Frisches Gemüse (je 100 g)		Birkenpilz	7
Aubergine	5	Butterpilz	8
Bleichsellerie	7	Champignon	5
Blumenkohl	73	Pfifferling	6
Bohnen, grün	20	**Frische Kräuter (je 5 g)**	
Brokkoli	115	Petersilie	8
Chinakohl	26	**Hülsenfrüchte (je 50 g)**	
Erbsen, grün	25	Dicke Bohnen	17
Feldsalat (50 g)	18	Kichererbsen	13

* Anteil der Tagesempfehlung (100 mg) in Prozent

Beispieltagesplan für die optimale Nährstoffversorgung in der Karenzphase (2880 Milligramm Fruktose)

Da Sie in der ersten Phase der Behandlung, der Karenzphase, weitestgehend auf Obst verzichten, beziehen Sie in dieser Zeit alle wichtigen Nährstoffe (Vitamine, Mineralien, Spurenelemente und bioaktive Pflanzenstoffe) aus Gemüse, Getreide, wertvollen Pflanzenölen, Milchprodukten, Geflügel, Fisch und Fleisch. Der Tagesplan zeigt beispielhaft, wie Sie sich mit allem gut versorgen, auch mit den bei Fruktose-Unverträglichkeit oft »kritischen« Nährstoffen Folsäure, Vitamin C und Zink (siehe ab Seite 52). Wenn Sie Ihre Mahlzeiten so vielseitig und ausgewogen wie hier gezeigt zusammenstellen, wird es Ihnen auch in der Karenzphase an nichts fehlen.

	Portion (in g)	Energie (kcal)	Fruktose (in Milligramm)	Glukose (in Milligramm)
Morgens				
Flocken-Nuss-Müsli				
Naturjoghurt	150	99	–	60
Haferflocken, Vollkorn	10	37	*	*
Weizenflocken, Vollkorn	10	31	6,1	6,1
Roggenflocken, Vollkorn	10	30	6	6
Mandeln	5	28	–	–
Haselnüsse	5	32	–	52,5
Walnüsse	5	33	–	–
Gesamt:		388	12	125
Mittags				
Spinat-Tomaten-Salat				
Spinat	50	9	55	68,5
Tomaten	50	9	650	553
Rapsöl	10	87	–	–
Gesamt:		105	705	621
Reispfanne mit Kalbsgeschnetzeltem und Gemüse				
Reis, ungeschält	75	262	55,50	55,5
Champignons	200	31	56	134
Brokkoli	25	7	226	251
Zwiebeln	25	7	270	430

* in sehr geringer Menge vorhanden, es liegen keine Daten vor.

	Portion (in g)	Energie (kcal)	Fruktose (in Milligramm)	Glukose (in Milligramm)
Petersilie	3	2	55	89
Kalbsschnitzel	150	169	–	–
Kokosmilch	30	7	–	44,1
Jodiertes Salz	5	–	–	–
Gesamt:		484	663	1003

Abends

Brot mit Käse und Schinken

Roggenvollkornbrot	100	188	61	68
Olivenöl	12	106	–	–
Frischkäse	28	79	–	–
Emmentaler Vollfettstufe	30	115	–	–
Schinken gekocht	30	53	–	–
Gesamt:		540	61	68

Bauernsalat

Eisbergsalat	50	7	314	314
Gurke	50	6	439	394
Gemüsepaprika, gelb	30	9	652	795
Schnittlauch	5	1	32	32
Rapsöl	10	87	–	–
Gesamt:		111	1437	1535

Joghurtquark mit gerösteten Sonnenblumenkernen

Naturjoghurt	150	99	–	60
Magerquark	150	113	–	–
Sonnenblumenkerne	15	86	–	–
Gesamt:		298	–	60

Tag Gesamt:		1924	2878	3471

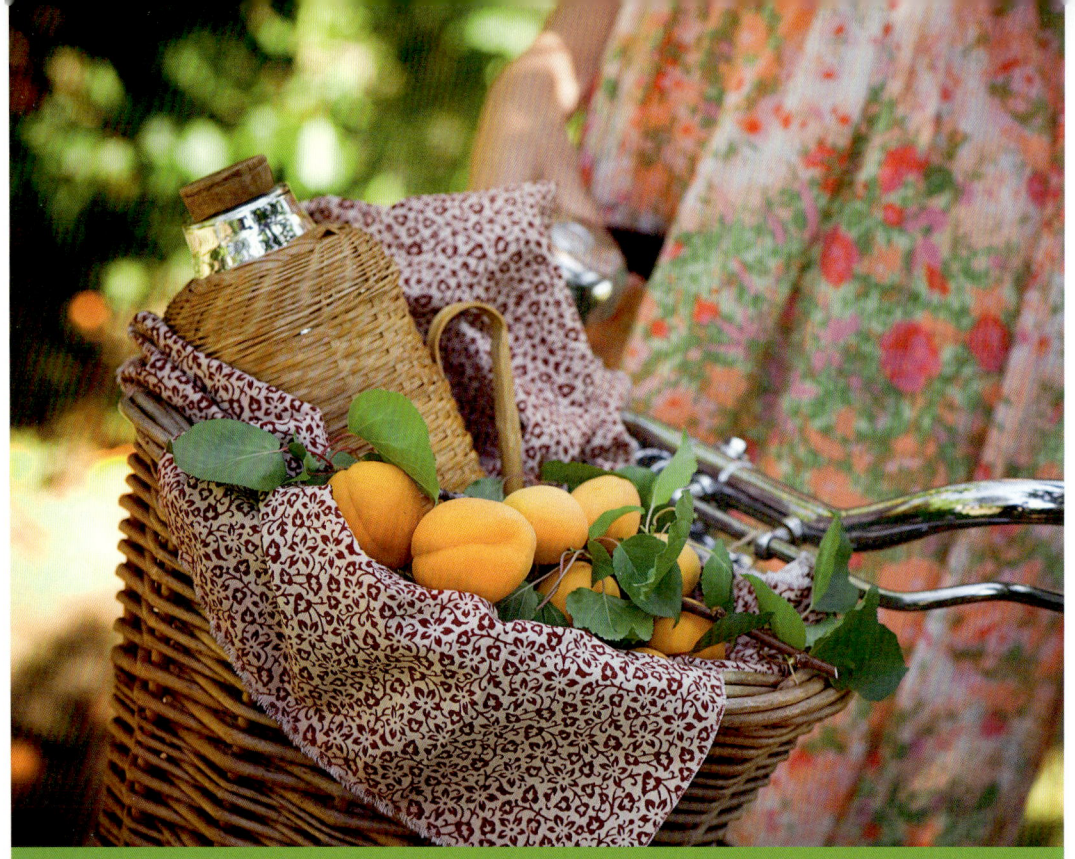

Alltagsprogramm für eine entspannte Verdauung

Die richtige Auswahl der Lebensmittel und eine angenehme Atmosphäre beim Essen gehören zusammen, damit Sie Ihre Mahlzeiten entspannt und in Ruhe genießen können. Ebenso wichtig für Gesundheit und Wohlbefinden sind genug Bewegung und Entspannung. Wenn Sie dann noch für typische Situationen von Unsicherheit wie Einladungen oder Restaurantbesuche mit dem nötigen Wissen gewappnet sind, tun Sie bereits alles, um Ihren Darm zu entlasten und sich rundum wohlzufühlen.

Wohltuende Mahlzeiten

Wenn Sie beim Essen einige einfache Regeln einhalten, können Sie Ihren gestressten Bauch schnell entlasten. Er wird es Ihnen danken und sich bald erholen. Zur Auswahl der Lebensmittel konnten Sie sich bereits ab Seite 30 informieren, die Rezepte ab Seite 82 erleichtern Ihnen den Einstieg. Unter welchen Bedingungen Sie Ihre Mahlzeiten einnehmen, ist aber ebenso wichtig.

Ein schön gedeckter Tisch

Eine entspannte Atmosphäre rund um die Mahlzeiten ist die Basis für eine geregelte, beschwerdefreie Verdauung. Wer dagegen unter zeitlichem Druck isst, beim Essen diskutiert und streitet, erhält oft die »Quittung« in Form von Beschwerden – nicht nur, aber besonders bei einer bestehenden Lebensmittelunverträglichkeit. Unter Stressbedingungen ist der Körper wie bei unseren Steinzeitvorfahren auf Flucht oder Kampf eingestellt, für eine gute Verdauung stehen keine Ressourcen zur Verfügung. Achten Sie bei Ihren Mahlzeiten deshalb auf gute Rahmenbedingungen:

> Essen Sie in heller, freundlicher und ruhiger Umgebung und in einem gut gelüfteten Raum.
> Freuen Sie sich auf Ihr Essen! Nur Speisen, die Sie wirklich mögen, lassen Ihnen das Wasser im Mund zusammenlaufen und sind gut verträglich.
> Essen Sie mit Muße und kauen Sie gründlich. Am besten legen Sie zwischendurch immer mal das Besteck aus der Hand, um den einzelnen Bissen bewusst zu genießen.
> Erklären Sie den Esstisch zur stressfreien Zone: Hier wird nicht gestritten oder über schwierige Themen diskutiert, gelesen, telefoniert oder ferngesehen.

Wichtig: gut verträgliche Abendmahlzeiten

> Essen Sie abends möglichst leicht. Verzichten Sie also auf blähendes und schwer Verdauliches wie Kohl, Hülsenfrüchte und hartgekochte Eier. Geben Sie Fisch den Vorzug vor Fleisch.
> Essen Sie nicht zu spät. Zwischen Abendessen und Schlafengehen sollten einige Stunden liegen.

TIPP

Essen Sie unbedingt in Ruhe! Hektisches Essen und Schlucken führt häufig zum Luftschlucken (Aerophagie). Diese Ursache für Blähungen können Sie gezielt vermeiden.

Das Zehn-Punkte-Programm für Ihre Gesundheit

Die Deutsche Gesellschaft für Ernährung (DGE) hat nach aktuellen wissenschaftlichen Erkenntnissen ein Zehn-Punkte-Programm zur ausgewogenen Lebensmittelauswahl und genussvollen Ernährung erstellt. Es lässt sich mit den entsprechenden, hier berücksichtigten Besonderheiten auch bei Fruktose-Unverträglichkeit im Alltag verwirklichen. Ab Phase 3 (siehe Seite 36) können Sie sich an folgende Empfehlungen halten:

1. Vielseitig auswählen

Schwelgen Sie ruhig in der Vielfalt unserer Lebensmittel! Bringen Sie Abwechslung in Ihre Mahlzeiten und greifen Sie bevorzugt zu nährstoffreichen Lebensmitteln, die gleichzeitig nicht zu viele Kalorien liefern, wie frisches Gemüse oder Vollkorn.

2. »Fünf am Tag« bei Gemüse und Obst

Genießen Sie möglichst jeden Tag fünf Portionen Gemüse und Obst. Bei Fruktose-Unverträglichkeit sind es idealerweise drei bis vier Portionen Gemüse und ein bis zwei Portionen Obst. Wählen Sie beim Obst verträgliche Sorten mit einem günstigen Fruktose-Glukose-Verhältnis (siehe Seite 17).

3. Reichlich Getreideprodukte und Kartoffeln

Brot, Nudeln, Reis, Getreideflocken, am besten in der Vollkornvariante, und Kartoffeln liefern reichlich Vitamine, Mineralstoffe, Spurenelemente und bioaktive Pflanzenstoffe (siehe Seite 51) sowie Ballaststoffe. Essen Sie diese Lebensmittel zu jeder Hauptmahlzeit und mit wenig Fett zubereitet.

4. Täglich Milch und Milchprodukte; alle drei bis vier Tage Fisch; sparsam, aber regelmäßig Fleisch und Eier; Wurstwaren nur gelegentlich

Greifen Sie zu Milch oder Milchprodukten »pur«, also ohne Zusatz von Zucker, Früchten und Fruchtzubereitungen (wenn Sie in der Karenzphase auf Laktose achten müssen, wählen Sie die laktosefreien Varianten, siehe Seite 69). Milch, Fisch, Fleisch und Eier, so frisch wie möglich verzehrt, enthalten wertvolle Nährstoffe: Milchprodukte liefern reichlich Kalzium, Seefisch enthält Jod, Selen und die lebensnotwendigen Omega-3-Fettsäuren. Eier enthalten wichtige Vitamine. Essen Sie über die Woche verteilt 300 bis 600 Gramm Fleisch, dann sind Sie mit Eisen und wichtigen B-Vitaminen gut versorgt.

5. Die richtigen Fette für Ihre Küche

Bevorzugen Sie naturreine pflanzliche Öle. Tierische Fette wie Schmalz und Speck begünstigen Herz-Kreislauf-Krankheiten. Fette Fische wie Hering, Lachs oder Makrele enthalten jedoch wichtige, gesunde Fettsäuren. Achten Sie auf unsichtbares Fett in Gebäck, Süßwaren, Wurst, Fastfood und Fertigprodukten. Unser Körper braucht nur 60 bis 80 Gramm Fett pro Tag. Essen Sie aber nicht übertrieben fettarm mit »Light«-Lebensmitteln. Produkte mit natürlichem Fettgehalt sind wegen der längeren Darmpassage besser verträglich.

6. Mit Zucker und Salz geizen

Gezuckerte Speisen und Getränke, etwa mit Glukosesirup, sollten »Extras« bleiben. Beim Kochen können Sie Salz einsparen, indem Sie reichlich frische Kräuter und feine Gewürze verwenden. Bevorzugen Sie Salz mit Jod- und Fluoridzusatz.

7. Genug Wasser trinken

Wasser ist auch für eine geregelte Verdauung und die Entgiftung wichtig. Trinken Sie täglich mindestens 1 ½ Liter, bei Anstrengung oder heißem Wetter deutlich mehr. Bevorzugen Sie reines Wasser ohne oder mit wenig Kohlensäure. Trinken Sie Alkohol nur gelegentlich.

8. Schonend, frisch und leicht zubereiten

Garen Sie bei möglichst niedrigen Temperaturen, so kurz wie möglich, mit wenig Wasser und wenig Fett. So bekommen Sie den vollen Geschmack und die beste Ausbeute an Nährstoffen. Zudem bilden sich so beim Kochen keine schädlichen Stoffe.

9. Genießen Sie Ihr Essen in Ruhe

Decken Sie sich den Tisch schön, richten Sie Ihr Essen appetitlich an und essen Sie langsam und ganz gemütlich.

10. Bleiben Sie schlank und in Bewegung

Ernährung und Bewegung gehören zusammen. Eine halbe, besser eine sportliche Stunde pro Tag sollte es sein – für Wohlbefinden und Gesundheit lohnt es sich!

Stärken Sie Ihre Darmflora

Gesunde Darmbakterien und eine gesunde Zusammensetzung der Darmflora sind die Voraussetzung für eine gute Darmfunktion und Verdauung und damit für Gesundheit und ein gutes Allgemeinbefinden. Die im Darm lebenden Milliarden von nützlichen Bakterien (gewogen wären es rund 1500 bis 3000 Gramm) erfüllen viele Aufgaben im Körper. Unter anderem verhindern sie, dass sich Krankheitserreger im Darm ansiedeln. Sie bilden eine Schutzschicht auf der Darmschleimhaut, unterstützen die Energieversorgung der Darmzellen und wirken regulierend auf das Immunsystem. Außerdem regen sie die Darmperistaltik an und leisten so dem Transport im Darm »Vorschub«.

Wie sinnvoll der Zusatz von Probiotika und Prebiotika in Lebensmitteln zur Unterstützung einer gesunden Darmfunktion ist, wird viel diskutiert. Probiotische Bakterien, die auch natürlicherweise im Darm vorkommen, werden bei Darmbeschwerden bereits häufig erfolgreich angewendet, auch wenn der wissenschaftliche Beweis für ihre Wirksamkeit bei vielen Erkrankungen und Beschwerden noch aussteht.

PUR GENIESSEN
Natürlich sollten Sie bei einer Fruktose-Unverträglichkeit Milchprodukte auswählen, denen keinerlei Süßungsmittel und keine Früchte zugesetzt sind.

Probiotika

Probiotika (griechisch etwa: für das Leben) sind lebende Mikroorganismen – zum Beispiel Bifidobakterien und Laktobazillen. Sie gelangen unbeeinflusst durch die Magensäure in den Darm und wirken positiv auf die Darmflora, indem sie sich auf der Darmschleimhaut ansiedeln, krank machende Bakterien verdrängen und die vorhandene Darmflora stärken.

Zur Unterstützung der Darmflora ist es empfehlenswert, täglich Milchprodukte mit probiotischen Milchsäurebakterien aufzunehmen. Dadurch können Sie ein günstiges Verhältnis der Mikroorganismen in Ihrem Darm erreichen. In probiotischen Lebensmitteln wie Joghurt und Trinkjogurt finden sich vor allem Vertreter der Milchsäurebakterien (Lactobacillus und Bifidobacterium).Wechseln Sie zwischen Produkten mit unterschiedlichen probiotischen Kulturen. Dadurch vermeiden Sie, dass Ihre Darmflora aus dem Gleichgewicht gerät.

Prebiotika

Prebiotika (auch Präbiotika geschrieben) sind Ballaststoffe, also nicht verdaubare Lebensmittelbestandteile, die den probiotischen Bakterien (siehe linke Seite) als Nährstoffe dienen. Auf diese Weise sorgen sie dafür, dass Erstere sich im Darm vermehren und dadurch das Wachstum unerwünschter Bakterien hemmen können. Eine positive Langzeitwirkung von Prebiotika auf die menschliche Gesundheit ist noch nicht abschließend bewiesen.

Vorsicht mit inulinhaltigen Lebensmitteln

Das Prebiotikum Inulin kommt von Natur aus in verschiedenen Gemüsesorten vor, beispielsweise in Chicorée, Knoblauch, Lauch, Pastinaken, Schwarzwurzeln, Spargel, Topinambur und Zwiebeln sowie auch in Wurzelzichorie, die zur Herstellung von Kaffeeersatz verwendet wird.

Bei empfindlichen Menschen führen inulinhaltige Gemüsesorten sehr häufig zu Blähungen. Während der Karenzphase sollten Sie inulinhaltige Lebensmittel aus diesem Grund vorbeugend vermeiden – auch und besonders solche, denen Inulin zugesetzt wurde (siehe auch Seite 33).

IM DOPPELPACK NOCH WIRKUNGSVOLLER

Lebensmittel oder Präparate, in denen Probiotika und Prebiotika gemeinsam verwendet werden, bezeichnet man als Synbiotika.

Ein Synbiotikum entfaltet im Darm eine vorteilhafte Wirkung als Bakteriennährboden. Es enthält außerdem die probiotischen Bakterien selbst, nämlich Laktobazillen für den Dünndarm und Bifidobakterien für den Dickdarm.

Probiotika und Prebiotika verhalten sich synergistisch – das bedeutet, dass sie sich gegenseitig in ihrer Wirkung fördern. Daher stammt der Name »Synbiotika«. Diese vereinigen alle positiven Wirkungen von Probiotika und Prebiotika in sich und sind nach den Aussagen einiger Experten noch wirkungsvoller als die beiden jeweils für sich allein.

Auswärts essen: kein Problem!

Vermutlich waren Sie erleichtert, als der Arzt bei Ihnen die Diagnose Fruktose-Malabsorption gestellt hat, da Sie nun endlich Gewissheit darüber hatten, woher Ihre Beschwerden kommen. Vermutlich hatten Sie aber auch eine Fülle von Fragen und eventuell auch einige Unsicherheiten. Die beiden folgenden Fragen haben so ziemlich alle Betroffenen:

> »Was soll ich tun, wenn ich eingeladen bin? Ich kann doch von meinen Gastgebern keine ›Extrawurst‹ erwarten!«
> »Was kann ich denn im Restaurant oder Café überhaupt noch bestellen, wenn ich Fruchtzucker meiden will?«

Bei »Pflichtterminen« gelassen bleiben

Tatsächlich machen Sie sich das Leben leichter, wenn Sie während der Karenzphase nicht auswärts essen beziehungsweise keine Einladungen annehmen, bei denen gegessen wird. Aber vielleicht wird es auch Ihnen nicht immer möglich sein, solch einen »Stolperstein« zu umgehen: Sei es, dass Sie eine Essenseinladung im beruflichen Rahmen annehmen, sei es, dass in Ihrer Familie oder Ihrem Freundeskreis ein runder Geburtstag ansteht. Am wichtigsten ist in solchen Fällen: Bleiben Sie gelassen! Außerdem können Sie sich auf die kritischen Situationen gut vorbereiten und behalten auf diese Weise immer den Überblick.

Den Restaurantbesuch vorbereiten

Gehen Sie vor dem nächsten Restaurantbesuch einmal durch, was Sie besonders oft und gern bestellen – so können Sie schon im Vorhinein Fruktose-Fallen ausfindig machen. Viele Gaststätten gewähren auf ihrer Website auch Einblick in die Speisekarte. Grundsätzlich ist es für Ihr Gegenüber einfacher, wenn Sie freundlich sagen, was Sie haben möchten, anstatt aufzuzählen, was Sie alles nicht vertragen. Ihnen selbst wird es dabei auch besser gehen. Denn es tut der Seele nicht gut, wenn immer wieder betont wird, was Sie alles nicht essen »dürfen«.

Lassen Sie sich Saucen vorsichtshalber immer in einem Extraschälchen servieren. Dann müssen Sie nichts abkratzen oder weg-

IM RESTAURANT BESCHWERDEFREI GENIESSEN

> Vorspeise: Besonders beim Griechen oder Italiener kommen Sie hier auf Ihre Kosten. Gegrillte Auberginen oder Pilze, gegrillte Sardinen (natur), Pizzabrot, Kräuteromelett ... Die Auswahl stimmt!

> Salat: Grünen Salat gibt es fast immer – bitten Sie um Essig und Öl statt eines fertigen Dressings. Verwenden Sie Essig sehr sparsam, da er ebenfalls Fruktose enthält. Weinessig ist günstiger als Apfelessig.

> Hauptgericht: Fisch, Meeresfrüchte, Geflügel oder Fleisch, natur in Öl gebraten oder gegrillt, dazu fruktosearmes Gemüse (siehe ab Seite 44) und als Beilage Reis, Polenta oder Nudeln. Nach der Karenzphase dürfen auch Kartoffeln wieder auf den Speiseplan.

> Statt Alkohol lassen Sie sich eine Flasche stilles Wasser bringen, auch das ist ein Genuss. Nach dem Essen können Sie sich Espresso ohne Zucker genehmigen.

wischen, falls die Sauce sich wider Erwarten doch als gesüßt oder mit Früchten angereichert erweist.

Ein guter Kellner wird Ihnen aber nicht böse sein, wenn Sie im Restaurant nach der Zubereitung und den Zutaten der Gerichte fragen. Dann haben Sie eine gute Grundlage, um sich für ein fruktosearmes Gericht zu entscheiden.

Wenn Sie zwei oder drei Wochen nach Behandlungsbeginn sicherer im Erkennen fruktosehaltiger Speisen geworden sind, wird Ihnen auch die Auswahl im Restaurant leichter fallen.

Bei der privaten Einladung

Wenn Sie bei guten Freunden oder im Kreis der Familie zum Essen eingeladen sind, sagen Sie vorher Bescheid, was Sie essen können und was nicht, vielleicht nennen Sie Ihren Gastgebern auch die für Sie am besten verträglichen Obst- und Gemüsesorten. Da auch ohne fruktosereiche Lebensmittel viele köstliche Gerichte möglich sind, wird man sich bestimmt gern auf Sie einstellen. Bei größeren Veranstaltungen mit Büffet legen Sie einfach auf Ihren Teller, was Sie mit Sicherheit vertragen. So werden Sie die Einladung beschwerdefrei genießen können.

Kleines Entspannungsprogramm für zwischendurch

Unser Verdauungssystem mag keine Hektik. Damit Ihnen der stressbelastete Alltag keine (zusätzlichen) Beschwerden bereitet, beugen Sie am besten vor – mit regelmäßigen Pausen und ausreichend Schlaf sowie bewährten Entspannungstechniken und sanfter Bauchmassage.

1. Atementspannung

Hierbei ist wichtig, dass Sie nichts Einengendes um den Bauch haben. Ziehen Sie am besten Ihre »Sofa-Jogginghose« an oder öffnen Sie zumindest den Hosenbund. Stellen Sie sich entspannt hin, atmen Sie aus und legen Sie beide Hände in Höhe des Bauchnabels auf Ihren Bauch, sodass sich die Fingerspitzen berühren. Atmen Sie jetzt durch die Nase langsam ein – so tief in Ihren Bauch hinein, dass sich die Fingerspitzen voneinander entfernen. Atmen Sie dann durch die Nase wieder aus, sodass Ihr Bauch flach wird und die Hände in ihre Ausgangsposition zurückkommen. Atmen Sie auf diese Weise ruhig und gleichmäßig weiter, bis Sie ein erstes, angenehm-wohliges Gefühl von Entspannung spüren.

2. Tiefe Entspannung

Vertiefen Sie die Entspannung nun durch die einfache, aber wirkungsvolle Methode der Progressiven Muskelrelaxation nach Edmund Jacobson. Legen oder setzen Sie sich bequem hin und spannen Sie nacheinander verschiedene Muskelpartien – Oberarme, Po und Oberschenkel, Bauch – bewusst an, halten die Spannung kurz und lassen wieder los. Sie fühlen deutlich den Kontrast von Anspannung und Entspannung (siehe auch Buchtipp Seite 120).

3. Entspannende Bauchmassage

Die beiden vorbereitenden Entspannungsübungen verstärken nun die positive Wirkung der Bauchmassage auf Ihre Verdauung und Ihr Wohlbefinden.
Legen Sie sich dafür bequem auf den Rücken und massieren Sie mit sanftem Druck: Legen Sie Ihre Hände übereinander auf den rechten Bauchbereich, führen Sie sie dann in Höhe des Bauchnabels zur linken Seite, dann nach unten und knapp oberhalb des Schambeins wieder zurück. Fahren Sie fort, solange es Ihnen angenehm ist. Atmen Sie dabei ruhig und gleichmäßig weiter.

Ausdauer und Kraft für eine gesunde Darmfunktion

Neben gezielter Entspannung, wie links gezeigt, ist auch Bewegung sehr wichtig für eine gesunde, stabile Darmfunktion und damit eine geregelte Verdauung. Ausdauersport ebenso wie Muskelaufbau tragen insgesamt ganz entscheidend zu Ihrem Wohlbefinden bei.

Bleiben Sie in Bewegung

Vor allem Ausdauersport – zügiges Spazierengehen, Laufen, Walken, Radfahren, Schwimmen – unterstützt das Verdauungssystem. Bewegen Sie sich möglichst täglich 30 bis 60 Minuten. Berücksichtigen Sie dabei Ihre persönliche Leistungsfähigkeit. Außerdem sind gerade kräftige Bauchmuskeln sehr wichtig. Wer sich regelmäßig bewegt, kann nicht nur körperlichen Belastungen besser standhalten, sondern besitzt auch mehr Widerstandskräfte gegen Stress und Hektik. Nach einem langen Tag im Büro tut nichts so gut wie ein entspannter Lauf, bei dem Stresshormone abgebaut werden.

Rückenschonend den Bauch trainieren

Weil die Bauchmuskeln für die Verdauung so wichtig sind, lohnt es sich, sie gezielt und regelmäßig zu kräftigen – ohne dabei den Rücken zu sehr zu belasten. Mehr Trainingsanregungen für die Bauchmuskeln erhalten Sie in einem guten Fitnessstudio oder in Trainingsratgebern. Entspannen Sie sich zwischen den Übungen, indem Sie sich lang ausgestreckt auf den Rücken legen und tief atmen (siehe linke Seite).

Ausgangslage: Legen Sie sich auf den Rücken und stellen Ihre Beine auf, sodass auch der untere Rücken fest auf dem Boden aufliegt. Die Hände legen Sie an die Schläfen. Wichtig: Bei allen Übungen einrollen, nicht mit geradem Rücken aufrichten.

1. Für die geraden Bauchmuskeln: Heben Sie den Oberkörper langsam so weit wie möglich und gerade an und senken ihn wieder zum Boden ab. Achtung: Ziehen Sie dabei den Kopf nicht nach vorn, damit Ihr Nacken locker bleibt.

2. Für die schrägen Bauchmuskeln: Heben Sie den Oberkörper langsam und gerade an und führen nun abwechselnd die rechte Hand außen am linken Knie vorbei, dann die linke Hand am rechten Knie. Der Handrücken zeigt dabei zum jeweiligen Knie.

3. Für die unteren Bauchmuskeln: Sie bleiben in der Ausgangslage flach auf dem Boden liegen. Spannen Sie die Bauchmuskeln an und winkeln Sie abwechselnd Ihre Beine an, sodass zwischen Oberschenkel und Unterschenkel ein 90-Grad-Winkel entsteht.

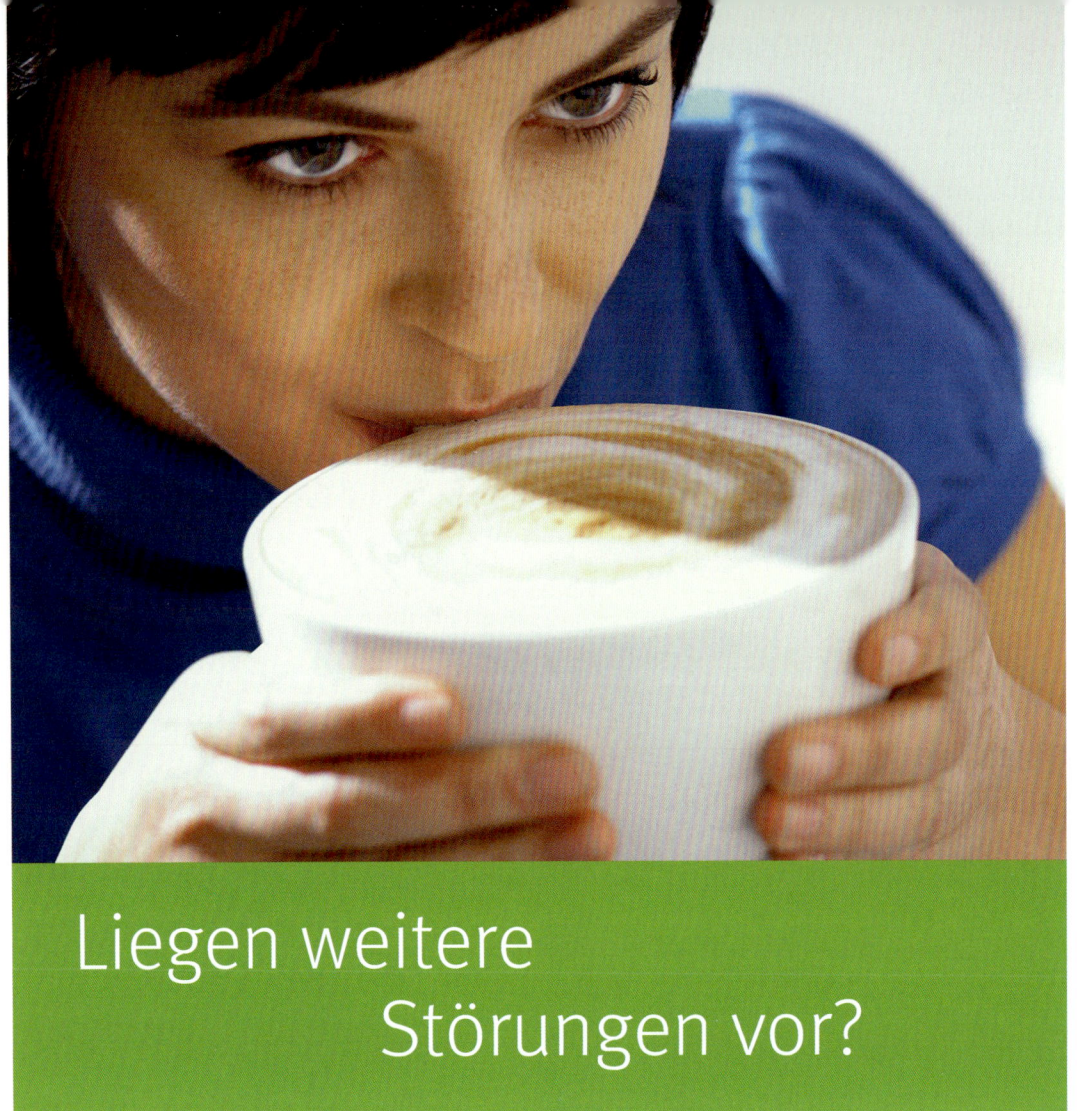

Liegen weitere
Störungen vor?

Wenn Sie Ihre Mahlzeiten konsequent fruktosearm zusammengestellt haben und Ihre Beschwerden bisher trotzdem nicht nachgelassen haben, müssen Sie gemeinsam mit Ihrem Arzt weiter nach den möglichen Ursachen forschen. So könnte auch eine Laktose-Intoleranz, ein Reizdarmsyndrom, eine Histamin-Intoleranz oder Zöliakie für die unerwünschten Symptome (mit) verantwortlich sein. Das Ernährungstagebuch im beiliegenden Folder kann Sie bei dieser Suche unterstützen.

Laktose-Intoleranz

Über 80 Prozent der Menschen mit Fruktose-Unverträglichkeit sind gleichzeitig von einer Laktose-Intoleranz betroffen.

Laktose-Intoleranz bezeichnet die Unverträglichkeit gegenüber Milchzucker – ein Zweifachzucker (Disaccharid), der vor der Passage durch die Darmzellen zum Blut zunächst in seine Einfachzucker gespalten werden muss. Bei unzureichender oder fehlender Aktivität des für die Spaltung erforderlichen Enzyms Laktase gelangt der Milchzucker in die unteren Darmabschnitte und wird durch dort siedelnde Darmbakterien abgebaut. Dabei entstehen Wasserstoff, Kohlenstoffdioxid und organische Säuren. Diese Abbauprodukte sind für die auftretenden Beschwerden wie Bauchschmerzen, Blähungen und Durchfälle verantwortlich.

Wenn Laktose-Intoleranz sekundär als Folge einer Fruktose-Unverträglichkeit auftritt, ist sie nur eine vorübergehende Beeinträchtigung. Nach Behandlung der Fruktose-Unverträglichkeit und Erholung der Dünndarmzellen ist Laktose wieder verträglich.

Laktose-Intoleranz behandeln

Gehen Sie bei der Behandlung einer Laktose-Intoleranz wie bei der Fruktose-Malabsorption phasenweise vor: Verzichten Sie in der ersten Phase für zwei bis vier Wochen auf laktosehaltige Milch und Milchprodukte. Im Handel erhalten Sie laktosefreie Milch und eine Vielzahl laktosefreier Milchprodukte mit einem Restlaktosegehalt von weniger als 0,1 Gramm pro 100 Gramm Lebensmittel. Sie erkennen diese an Bezeichnungen wie LACtosefrei, laktosefrei, lactosefrei oder MinusL. Zudem können Sie sämtliche von Natur aus laktosearmen Milchprodukte genießen, wie Hartkäse, Schnittkäse, Weiß- und Blauschimmelkäse.

In der zweiten Phase bauen Sie schrittweise laktosehaltige Lebensmittel in Ihren Tagesplan ein und erhöhen die Laktosemenge bis zu Ihrer persönlichen Verträglichkeitsgrenze. Die Tabelle ab Seite 70 zeigt die Laktosegehalte gebräuchlicher Lebensmittel.

Falls Sie trotz fruktosearmer Ernährung und Verzicht auf Laktose weiterhin Beschwerden haben, sollten Sie in jedem Fall einen Arzt oder Ernährungstherapeuten aufsuchen.

GU-ERFOLGSTIPP

ENZYMERSATZ

Als Ersatz für fehlende körpereigene Laktase gibt es Enzymersatzpräparate in unterschiedlichen Dosierungen. Laktase kann nicht überdosiert werden. Wenn Sie auf Nummer sicher gehen wollen, entscheiden Sie sich für 9000 bis 10 000 FCC-Einheiten je 5 Gramm Laktose.

Laktosegehalt ausgewählter Lebensmittel

Ob Laktose vertragen wird und in welchen Mengen, ist sehr individuell. Manche Menschen mit Laktose-Intoleranz vertragen 9 bis 12 Gramm Laktose pro Tag, andere höchstens 1 bis 4 Gramm. Ob bei Ihnen eine Laktose-Intoleranz vorliegt, kann der Arzt anhand von Tests bestimmen (siehe Buchtipp Seite 120). Wenn Sie den Verdacht haben, auch Laktose schlecht zu vertragen, sollten Sie in Karenzphase und Testphase pro Tag möglichst nicht über 1 Gramm Laktose zu sich nehmen.

	Laktose in Gramm je Portion		Laktose in Gramm je Portion
Milch und Milchprodukte		Bitterschokolade, Riegel, 20 g	< 0,1
Butter, 20 g	0,14	Nougat, 20 g	5
Buttermilch, 200 g	8,02	Milchschokolade, 1 Riegel	1,9
Crème double/Crème fraîche, 20 g	0,9	Eiscreme, laktosefrei, 1 Kugel, 50 g	< 0,05
Dickmilch, 3,5 % Fett, 150 g	6	Fruchteiscreme, 1 Kugel, 50 g	< 3,45
Joghurt, 0,1 % Fett, 150 g	5,46	Milchspeiseeis, 1 Kugel, 50 g	1,6
Joghurt, 1,5 % bis 1,8 % Fett, 150 g	4,92	Sahneeis, 1 Kugel, 50 g	0,95
Joghurt, 3,5 % Fett, 150 g	4,79	Grießbrei, 150 g	6,3
Joghurt, 3,5 % Fett, laktosefrei, 150 g	< 0,15	Grießpudding, 150 g	3,5
		Milchreis, 150 g	5,6
Kondensmilch, 10 % Fett, 20 g	2,51	Pudding aus Vollmilch, 150 g	6,5
Kondensmilch, 7,5 % Fett, 20 g	1,84	Pudding, laktosefrei, 150 g	< 0,15
Kuhmilch, 3,5 % Fett, 200 g	9,6	**Käse/Frischkäse/Speisequark (30 g)**	
Kuhmilch, 3,5 % Fett, laktosefrei, 200 g	0,2	Appenzeller, 20 bis 50% Fett i. Tr.	**
		Bavaria blue, 70 % Fett i. Tr.	**
Kuhmilch, 1,5 bis 1,8 % Fett, 200 g	9,7	Beaufort, 48 % bis 55 % Fett i. Tr.	**
Kuhmilch, 1,5 % Fett, laktosefrei, 200 g	0,2	Bel Paese, 50 % Fett i. Tr.	**
		Bergkäse, 45 % Fett i. Tr.	**
Sahne, 10 % Fett, 20 g	0,81	Bleu d'Auvergne, 50 % Fett i. Tr.	**
Sahne, 30 % Fett, 20 g	0,65	Briekäse, 50 % Fett i. Tr.	0,03
Sahne, 30 % Fett, laktosefrei, 20 g	0,02	Butterkäse, 30 bis 60 % Fett i. Tr.	**
Saure Sahne, Sauerrahm, 20 g	0,69	Camembert, 30 bis 40 % Fett i. Tr.	**
Schmant, laktosefrei, 20 g	0,02	Camembert, 45 bis 50 % Fett i. Tr.	0,03
Süßes und Desserts		Camembert, 45 % Fett i. Tr., laktosefrei	< 0,03
Nuss-Nougat-Creme, 1 Esslöffel, 10 g	< 0,2		

** Restlaktosegehalt weniger als 0,1 Gramm in 100 Gramm Lebensmittel

	Laktose in Gramm je Portion		Laktose in Gramm je Portion
Camembert, 60 % Fett i. Tr.	**	Mozzarella, 45 % Fett i. Tr.	0,5
Chester (Cheddar), 50 % Fett i. Tr.	0,09	Mozzarella, 45 % Fett i. Tr., laktosefrei*	< 0,03
Comté, 50 % Fett i. Tr.	**	Münsterkäse, 50 % Fett i. Tr.	**
Doppelrahmfrischkäse, 60 bis 85 % Fett i. Tr.	0,77	Parmesan, 32 % Fett i. Tr.	0,02
Doppelrahmfrischkäse, laktosefrei	< 0,03	Pecorino romano, 36 % Fett i. Tr.	**
Edamer, 30–45 % Fett i. Tr.	**	Provolone, mind. 44 % Fett i. Tr.	**
Edelpilzkäse, 60 bis 70 % Fett i. Tr.	**	Pyrenäenkäse, 50 % Fett i. Tr.	**
Emmentaler 45 % Fett i. Tr.	0,14	Raclette, 48 % Fett i. Tr.	**
Emmentaler 45 % Fett i. Tr., laktosefrei	< 0,03	Ricotta (aus Schafmolke), 70 bis 78 % Fett i. Tr.	0,10
Esrom, 45 bis 60 % Fett i. Tr.	**	Ricotta (aus Kuhmilch)	1,08
Fetakäse, 45 % Fett i. Tr.	0,16	Robiola, 70 % Fett i. Tr.	0,57
Fontina, 45 % Fett i. Tr.	**	Romadur, 20–30 % Fett i. Tr.	**
Frischkäse, 50 % Fett i. Tr.	1,02	Roquefort, 52 % Fett i. Tr.	**
Gorgonzola, 48 % Fett i. Tr.	**	Sbrinz, 45 % Fett i. Tr.	**
Gouda, 45 % Fett i. Tr.	**	Schichtkäse, 10 % Fett i. Tr.	1,14
Grana Padano, 50 % Fett i. Tr.	**	Schichtkäse, 50 % Fett i. Tr.	0,87
Gruyère, 45 % Fett i. Tr.	**	Speisequark, Magerstufe	0,96
Halloumi Grillkäse, 43 % Fett i. Tr.	0,24	Speisequark, Magerstufe, laktosefrei	< 0,03
Harzer Käse, 1 % Fett i. Tr.	**	Speisequark, 20 % Fett i. Tr.	0,81
Havarti, 30 bis 60 % Fett i. Tr.	**	Speisequark, 40 % Fett i. Tr.	0,78
Höhlenemmentaler, 45 % Fett i. Tr.	**	Steppenkäse, 45 bis 50 % Fett i. Tr.	**
Hüttenkäse, 20 % bis 40 % Fett i. Tr.	0,99	Stilton, 48 % Fett i. Tr.	**
Limburger, 20–40 % Fett i. Tr.	**	Taleggio, 48 % Fett i. Tr.	**
Lindenberger, 30–45 % Fett i. Tr.	**	Tête de Moine, 52 % Fett i. Tr.	**
Maaslander, 50 % Fett i. Tr.	**	Tilsiter, 30 bis 45 % Fett i. Tr.	**
Manchego (Schafmilch), 55 % Fett i. Tr.	**	Trappistenkäse, 50 % Fett i. Tr.	**
Mascarpone, 80 % Fett i. Tr.	1,08	Weinkäse, 45 % Fett i. Tr.	**
Morbier, 45 % Fett i. Tr.	**	Weißlacker, 50 % Fett i. Tr.	**
Mozzarella di Bufala, 50 % Fett i. Tr.	< 0,9	Ziegengouda, 48 bis 53 % Fett i. Tr.	**
		Ziegenrolle, Weichk., 45 % Fett i. Tr.	**

Reizdarmsyndrom

Die Diagnose Reizdarmsyndrom (RDS) attestiert dem Betroffenen eine funktionelle Störung, das heißt, der Magen-Darm-Trakt ist nicht krankhaft verändert. Die Ursache für das überempfindliche Verdauungssystem und die gesteigerte Schmerzwahrnehmung bei den normalen Verdauungsvorgängen ist eine gestörte Reizübertragung von Nerven zur Darmmuskulatur, bei welcher der Botenstoff Serotonin eine wichtige Rolle spielt.

Die typischen Beschwerden des Reizdarms sind denen bei einer Fruktose-Unverträglichkeit ähnlich: Blähungen, Bauchschmerzen, Bauchkrämpfe und Missempfindungen. Der Unterschied: Beim Reizdarmsyndrom bessern sich diese Beschwerden meist nach dem Stuhlgang. Merkmale für den Reizdarm sind auch Stuhlunregelmäßigkeiten – Durchfall und Verstopfung sind einzeln ebenso möglich wie ein Wechsel zwischen beidem. Typisch ist auch, dass sich die Zusammensetzung des Stuhls immer wieder ändert. Charakteristisch ist zudem, dass die Beschwerden sich tagsüber steigern können, während der Nacht jedoch eher selten auftreten.

Sorgfältige Diagnosestellung

Die Diagnose Reizdarmsyndrom gilt erst dann als gesichert, wenn die Symptome innerhalb eines Jahres während insgesamt drei Monaten aufgetreten sind und andere mögliche Ursachen ausgeschlossen wurden, zum Beispiel eine Fruktose-Unverträglichkeit, eine Laktose-Intoleranz, Histamin-Intoleranz oder Zöliakie sowie chronisch entzündliche Darmerkrankungen (Morbus Crohn, Colitis ulcerosa). Auch beim Verdacht auf ein Reizdarmsyndrom können Sie Ihrem Arzt bei der Diagnose helfen, indem Sie ein Ernährungstagebuch führen (siehe Folder).

Ein Reizdarmsyndrom ist mit gewissen Einschränkungen bei der Ernährung verbunden, etwa was Ballaststoffe, Fette und schwer verdauliche Gemüse betrifft. Es verlangt dem Betroffenen außerdem viel Aufmerksamkeit für den eigenen Körper ab. Weitere Folgen sind aber nicht zu befürchten: Menschen mit einem Reizdarm haben weder ein erhöhtes Darmkrebsrisiko, noch ist ihre Lebenserwartung im Vergleich zu Gesunden verkürzt.

Histamin-Intoleranz

Histamin ist ein Gewebshormon und Neurotransmitter (Botenstoff des Nervensystems). Es ist unter anderem dafür zuständig, die Blutgefäße zu erweitern, es stimuliert die Darmperistaltik sowie die Salzsäureproduktion im Magen. Eine Histamin-Intoleranz entsteht, wenn Histamin und die histaminabbauenden Enzyme aus der Balance geraten: Steigt der Histamingehalt im Blut durch den Verzehr histaminreicher Lebensmittel oder durch eine vermehrte Histaminfreisetzung im Körper, hat das unangenehme Symptome zur Folge wie Quaddelbildung, Fließschnupfen, Erschöpfung, Kopfschmerzen, und Migräne, aber auch Übelkeit, Magenkrämpfe, Blähungen und Durchfälle können auftreten.

Zöliakie

Zöliakie (Sprue) wird die Unverträglichkeit gegenüber Bestandteilen von Gluten, dem Klebereiweiß der Brotgetreide, genannt. Die Autoimmunerkrankung bleibt lebenslang bestehen. Glutenhaltige Lebensmittel führen bei den Betroffenen zu einer chronischen Entzündung im Darm, bei der die Zellen auf der Dünndarmoberfläche oft stark geschädigt werden. Dadurch können Nährstoffe nicht mehr gut in den Stoffwechsel aufgenommen werden, was zu Gewichtsverlust, Müdigkeit und anderen Beschwerden führt. Bei Zöliakie muss vollständig auf Gluten verzichtet werden, sonst kann sie negative Folgen haben wie Mangel an Eisen oder Kalzium oder weitere Unverträglichkeiten durch Enzymmangel.

Von Natur aus glutenfrei sind Mais, Reis, Teff (eine Hirseart), Amaranth, Buchweizen und Quinoa. Im Reformhaus und im gut sortierten Supermarkt gibt es mittlerweile eine Vielzahl glutenfreier Spezialmehle und Brote mit dem Aufdruck »glutenfrei« oder einer durchgestrichenen Ähre als Symbol.

Zöliakie kann auch die Ursache für die sekundären Formen der Fruktose-Unverträglichkeit und der Laktose-Intoleranz sein.

Wenn Sie den Verdacht auf eine Zöliakie haben, sollten Sie unbedingt von Ihrem Arzt die Diagnose absichern lassen. Auf keinen Fall ist es ratsam, glutenhaltige Lebensmittel wegzulassen, um die »Diagnose« selbst vorzunehmen!

AUSLÖSER

Histamin entsteht in fermentierten Nahrungsmitteln, wie geräuchertem Fleisch, Sauerkraut, Hefe, Essig und Rotwein. Andere Lebensmittel setzen Histamin im Körper frei oder verzögern seinen Abbau, etwa Schokolade, Erdbeeren, exotische Früchte, Tomaten, Nüsse, Schweinefleisch und Meeresfrüchte.

TIPP

Neu im Handel (Naturkostladen, Reformhaus, Internet) sind glutenfreie Haferflocken, für die der Grenzwert von unter 20 ppm garantiert wird.

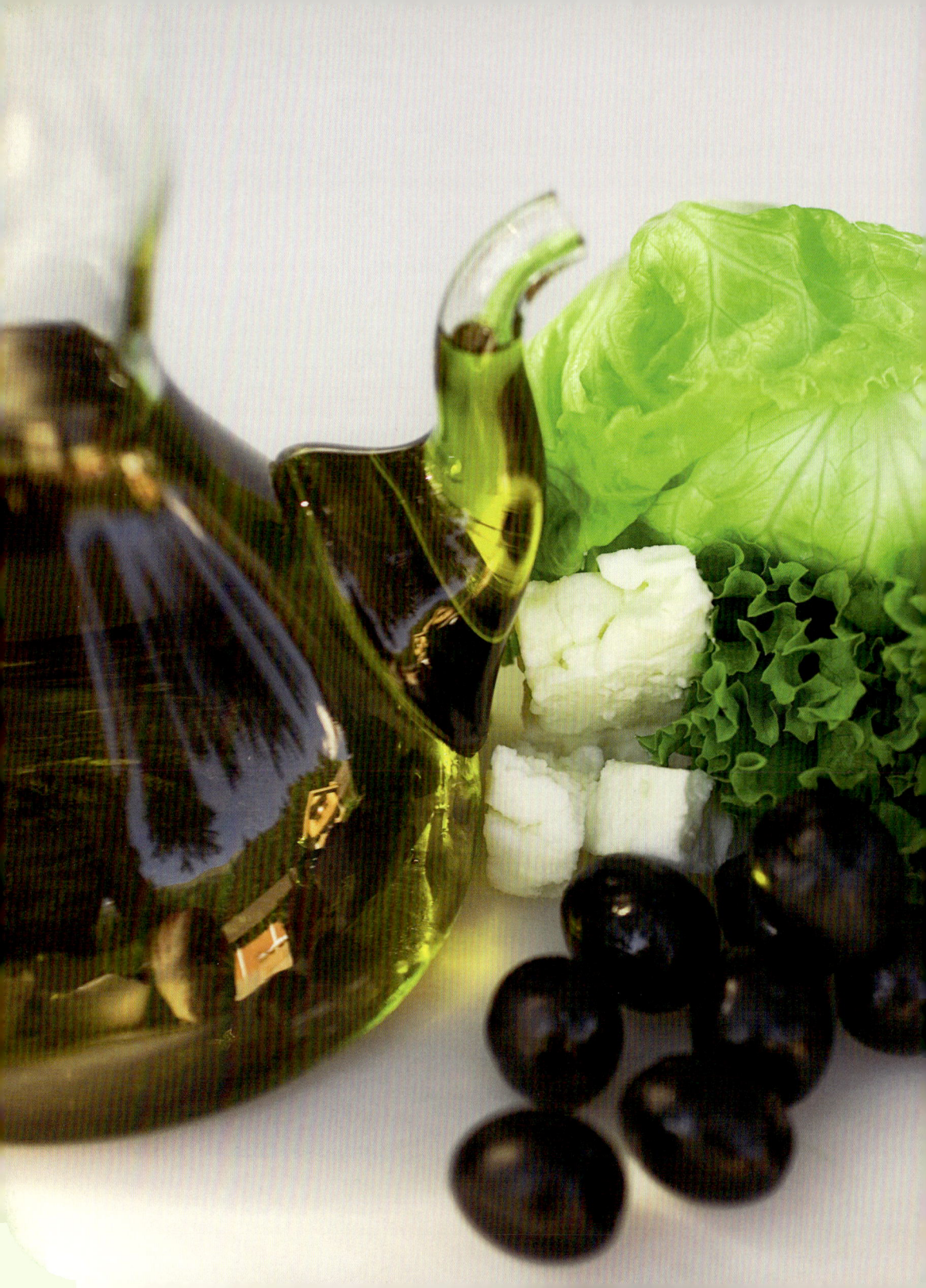

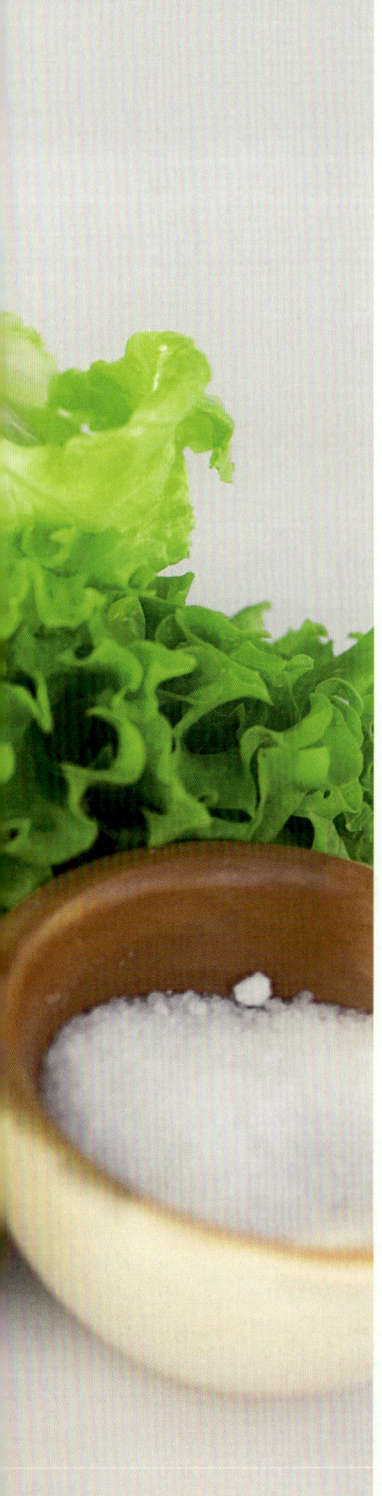

FRUKTOSEARME REZEPTE

Hier finden Sie nun Rezepte für die Karenzphase und die anschließende Testphase, die Ihnen richtig gut tun werden – und die richtig gut schmecken.

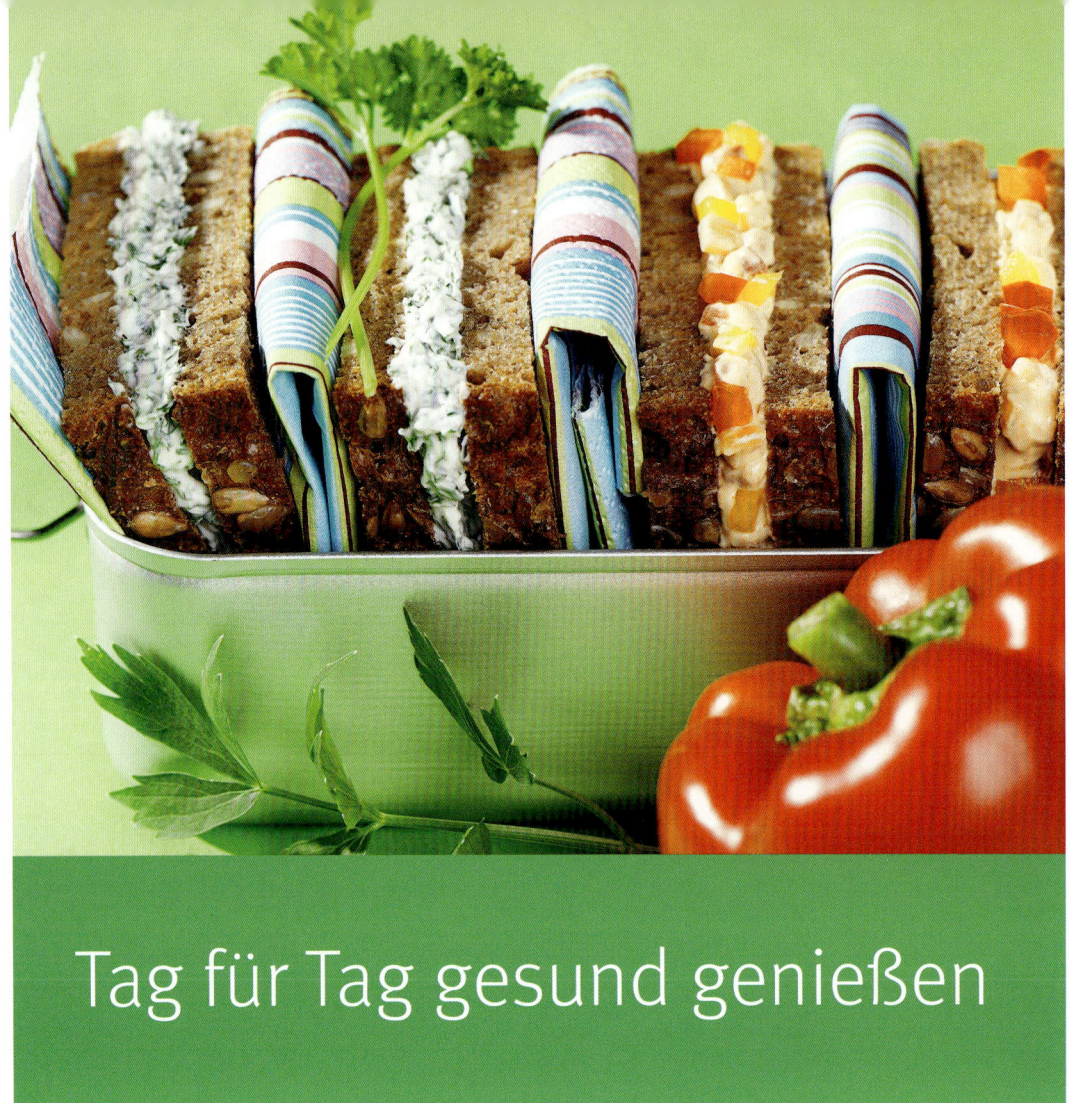

Tag für Tag gesund genießen

Alternativen zu fruktosereichen Lebensmitteln gibt es reichlich. Deshalb können Sie auch bei Fruktose-Unverträglichkeit Ihre Mahlzeiten abwechslungsreich gestalten und mit allen Sinnen genießen! Optimal sind drei Mahlzeiten täglich sowie bei Bedarf ein bis zwei Zwischenmahlzeiten. Schließlich machen Sie keine Diät, sondern meiden lediglich fruktosereiche Lebensmittel. Hier erfahren Sie zunächst noch einmal auf einen Blick, was Sie für einen guten Start in Ihr beschwerdefreies Leben brauchen.

Entspannte Mahlzeiten

Neben der gezielten Auswahl wenig belastender Nahrungsmittel ist eine gute Atmosphäre und eine gute Alltagsplanung rund ums Essen wichtig. Sorgen Sie für angenehmes Raumklima und gute Stimmung. Lüften Sie einmal kräftig durch, bevor Sie sich an den Tisch setzen, und vermeiden Sie unangenehme Themen oder Streitereien während des Essens (siehe auch Seite 59). Außerdem hilft Ihre Planung dabei, dass Sie Ihre Mahlzeiten in Ruhe einnehmen können. Dann haben Sie alles dafür getan, dass Ihr Essen gut verträglich ist und Ihnen Energie für den Tag gibt.

Frühstück

Wer nicht gerade zu den eingefleischten Frühstücksmuffeln zählt, sollte sich für die erste Mahlzeit des Tages unbedingt genug Zeit nehmen. Denn der Körper braucht die Energiereserven während der Nacht auf. Ein ausgewogenes Frühstück ist wichtig dafür, dass Sie fit für die täglichen Anforderungen und voller Konzentration in den Tag starten können. Schaffen Sie eine entspannte Situation für die Morgenmahlzeit: Bereiten Sie den Frühstückstisch so weit wie möglich schon am Vorabend vor. Setzen Sie sich zum Essen hin und kauen Sie jeden Bissen gründlich. Stellen Sie sich gegebenenfalls den Wecker eine Viertelstunde früher, damit Sie langsam und mit Genuss essen können statt hektisch im Stehen.

Mittag- und Abendessen

Wichtig ist immer die Auswahl der Lebensmittel – ob Sie dagegen die warme Mahlzeit des Tages mittags oder abends genießen oder sogar zweimal warm essen (oder dreimal kalt), bleibt Ihren Vorlieben und Ihrem Tagesverlauf überlassen. Wem es besser bekommt, kann auch zweimal täglich warm essen oder auch zweimal Brotzeit machen.

Am Abend ist es besonders wichtig, dass die Mahlzeit leicht verdaulich ist und nicht blähend wirkt. Auf diese Weise liegt Ihnen Ihr Abendessen auch nicht schwer im Magen – Voraussetzung für eine unbeschwerte Nachtruhe und einen wirklich erholsamen Schlaf (siehe auch Seite 59).

GU-ERFOLGSTIPP

MACHEN SIE ES SICH SCHÖN

Auch wenn Sie allein essen, sollten Sie sich den Tisch schön decken und Ihre Mahlzeiten in Ruhe genießen – möglichst ohne dabei zu lesen, fernzusehen oder Ähnliches.

Zwischenmahlzeiten

Wenn uns der kleine Hunger zwischendurch überfällt, greifen wir immer öfter zu einem Stück Obst oder einem Obstsalat aus der Kühltheke. Das ist einer der Gründe, warum die Fruktose-Unverträglichkeit bei uns auf dem Vormarsch ist. Vielleicht haben auch Sie immer mal gern zu einem Apfel oder einer Birne gegriffen, um das Hungergefühl schnell zu besänftigen.

Um Ihre Fruktose-Unverträglichkeit dauerhaft in den Griff zu bekommen, sollten Sie (ab der Testphase) auf Obstsorten zurückgreifen, die ein günstiges Fruktose-Glukose-Verhältnis haben, wie Aprikose, Banane, Grapefruit, Mandarine oder Süßkirsche (siehe auch Tabelle ab Seite 45). Wenn Sie Ihre persönliche Verträglichkeitsgrenze für Fruchtzucker bereits kennen, können Sie Früchte bis zu dieser Grenze auch unabhängig vom Fruktose-Glukose-Verhältnis auswählen. In Kombination mit einem Milchprodukt, etwa Naturjoghurt, sind Früchte häufig verträglicher.

Alternativ zum Obst, beispielsweise auch für die Karenzphase, bieten sich rohe Gemüse wie Radieschen, Gurke, Avocado mit einer kleinen Portion Oliven, Nüsse oder Mandeln an, ab der Testphase auch Möhren und Paprika. Wenn Sie körperlich arbeiten oder sich beim Sport verausgaben, brauchen Sie jedoch möglicherweise eine größere Zwischenmahlzeit, um Ihre Energiespeicher wieder aufzufüllen. Ein Sandwich aus Vollkornbrotscheiben mit Frischkäse (statt Butter) und einer Scheibe Schnittkäse, garniert mit einigen Gurken- oder Radieschenscheiben, ist als gesunder Snack zwischen den Hauptmahlzeiten gut geeignet.

Gut verträgliche Lebensmittelauswahl

Solange Sie Ihre Mahlzeiten selbst zubereiten, wissen Sie ziemlich genau, ob Fruchtzucker darin enthalten ist und in welcher Menge. Falls Sie mal auf ein Fertiggericht ausweichen müssen, lesen Sie aufmerksam die Zutatenliste durch (siehe ab Seite 39). Auch in der Kantine, am Büffet oder im Restaurant können Sie sich in der Regel eine verträgliche Auswahl zusammenstellen (siehe Seite 63). Hier lesen Sie nun, wie Sie Ihre selbst zubereiteten Mahlzeiten optimal zusammenstellen können.

Ein ausgewogener Mix

Die idealen Hauptmahlzeiten schmecken, belasten nicht und sorgen für eine optimale Leistungskurve im Tagesverlauf. Sie versorgen Sie mit lebenswichtigen Vitaminen, Mineralstoffen, Fettsäuren und Aminosäuren (Eiweißbausteinen) sowie mit Ballaststoffen aus Getreide und Gemüse, welche die Verdauung positiv beeinflussen. Wenn Sie Ihre Mahlzeiten möglichst oft aus vier verschiedenen Lebensmittelgruppen zusammenstellen, ist das eine gute Grundlage für eine ausgewogene, gesunde Nährstoffzufuhr.

Gemüse und Obst für genug Vitamine und Mineralstoffe

> Täglich dreimal Gemüse – zum Beispiel je 1 Portion (à 150 bis 200 Gramm) als Rohkost, Gemüse und Salat.
> 2 kleine Portionen (100 bis 150 Gramm) Obst – jedoch erst nach der Karenzphase. Die Sorten je nach Verträglichkeit auswählen – alternativ 2 weitere Portionen Rohkost.

Kohlenhydrathaltige Lebensmittel zum Sattwerden

> 2 bis 4 Scheiben Vollkornbrot.
> 45 bis 75 Gramm Getreide oder Getreideprodukte (Flocken, Reis, Nudeln, Bulgur, Couscous u. Ä.) oder 3 bis 5 Kartoffeln – diese jedoch erst nach der Karenzphase.

Eiweißhaltige Lebensmittel für wertvolle Nährstoffe

> Täglich 3 Portionen Milch, Milchprodukte oder Käse – zum Beispiel zweimal je 1 Portion Käse (30 Gramm) und 1 Portion Naturjoghurt (150 Gramm) oder 1 Glas Milch.
> Täglich 1 Portion Fisch (200 Gramm) oder Geflügel oder Fleisch (150 Gramm) oder 1 bis 2 Eier.

Öle, Nüsse, Samen für essenzielle Fettsäuren und Vitamine

> 1 bis 2 EL reines Pflanzenöl (z. B. Olivenöl, Rapsöl, Soja- oder Walnussöl) zum Dünsten und Braten sowie für Salatdressings.
> 15 bis 30 Gramm Nüsse (Haselnüsse, Mandeln, Walnüsse, Pinienkerne …) oder Samen (wie Sonnenblumen- und Kürbiskerne, Sesamsamen und Leinsamen).

TIPP

Sesam, Cashewkerne, Sonnenblumenkerne, Pinienkerne & Co. schmecken wunderbar auf grünem Salat – wenn Sie mögen, auch leicht angeröstet.

Der fruktosearme Start

Bei der gezielten Auswahl der fruktosearmen Lebensmittel für die Phase 1 der Behandlung (Karenzphase) hilft Ihnen die folgende Übersicht. In jeder Lebensmittelgruppe finden Sie die schon in Phase 1 gut verträglichen Nahrungsmittel mit »+« und die weniger gut verträglichen mit »–« gekennzeichnet. Sie sehen hier also noch einmal auf einen Blick, welche Lebensmittel Sie in der Karenzphase verwenden können und welche Sie in dieser Zeit weglassen sollen. Bei der Zusammenstellung wurde auch berücksichtigt, dass viele Menschen mit einer Fruktose-Unverträglichkeit vorübergehend auch auf laktosehaltige Lebensmittel und schwer verdauliche pflanzliche Lebensmittel empfindlich reagieren.

Getränke
+ Stilles Mineralwasser, Leitungswasser, Kaffee, Kräutertee, grüner und schwarzer Tee ohne Aromastoffe.
– Alle übrigen Getränke, besonders Fruchtsäfte und alle anderen fruchthaltigen Getränke, kohlensäurehaltige Getränke, alkoholische Getränke.

Gemüse
+ Alle fruktosearmen und leicht verdaulichen, nicht blähenden Gemüse (siehe Seite 33 und Tabelle ab Seite 47), auch Tiefkühlgemüse und Konserven ohne weitere Zutaten.
– Kartoffeln, schwer verdauliche Gemüse wie Kohl, Lauch; inulinhaltige Gemüse wie Chicorée, Pastinaken, Spargel, Schwarzwurzeln, Zwiebeln (siehe Seite 33); Tiefkühlgemüse und Konserven mit weiteren Zutaten wie Exotikmischungen mit Früchten, Rahmgemüse oder Pfannengemüse, Gemüse-Frucht-Chutneys.
– Alle Hülsenfrüchte und Produkte aus Hülsenfrüchten.

Obst
– Alle Obstsorten, auch Trockenfrüchte, Fruchtsäfte, Tiefkühlfrüchte, Konserven, Kompott, Marmeladen, Konfitüren, Gelees, Frucht-Chutneys und Obstkuchen.

Getreide

+ Alle Getreide und Getreideprodukte wie Grieß, Flocken, Mehle, Stärkemehle, Bulgur, Couscous; auch alle getreideähnlichen Nahrungsmittel wie Amaranth, Buchweizen, Quinoa; alle milchfreien Back- und Teigwaren.
– Alle milchhaltigen Backwaren; Müslimischungen mit Früchten, Milch- oder Joghurtpulver oder Schokolade.

Milch und Milchprodukte

+ Milch und naturbelassene Milchprodukte, bei Bedarf laktosefrei, Käse, bei Bedarf laktosearme Sorten verwenden (siehe Tabelle ab Seite 70).
– Milch(produkte) mit Früchten oder Fruchtzubereitungen.

Tierische Lebensmittel

+ Geflügel, Fleisch (außer Schweinefleisch), Fisch, Meeresfrüchte (außer bei hoher Empfindlichkeit beziehungsweise einer Histamin-Intoleranz, siehe Seite 73), Eier.
– Fette Wurst- und Fleischwaren, insbesondere solche mit Schweinefleisch und Speck.

Fette, Öle, Nüsse, Samen

+ Reine Pflanzenöle, Oliven, Nüsse, Mandeln, Samen, Kerne, Butter und Pflanzencremes.
– Alle übrigen Fette und Fettprodukte wie Margarine, Mayonnaise, Salatcremes und Ähnliches.

Süßwaren

+ Traubenzucker, Reissirup, Malz, Malzzucker (Maltose) und mit diesen Zuckern Selbstgebackenes ohne Früchte.
– Rübenzucker, Rohrzucker, Gelierzucker, Honig, Invertzucker, Sirup, Dicksaft, Süßwaren und gekaufte Kuchen, besonders solche mit Zuckeraustauschstoffen wie Fruktose und/oder Zuckeralkoholen (Sorbit, Mannit & Co., siehe Seite 41).

TIPP

Mischen Sie sich Ihr fruktosearmes Müsli doch selbst auf Vorrat – aus Vollkornflocken, Nüssen und Samen ganz nach Ihrem Geschmack. In einer gut verschlossenen Dose hält es sich einige Wochen.

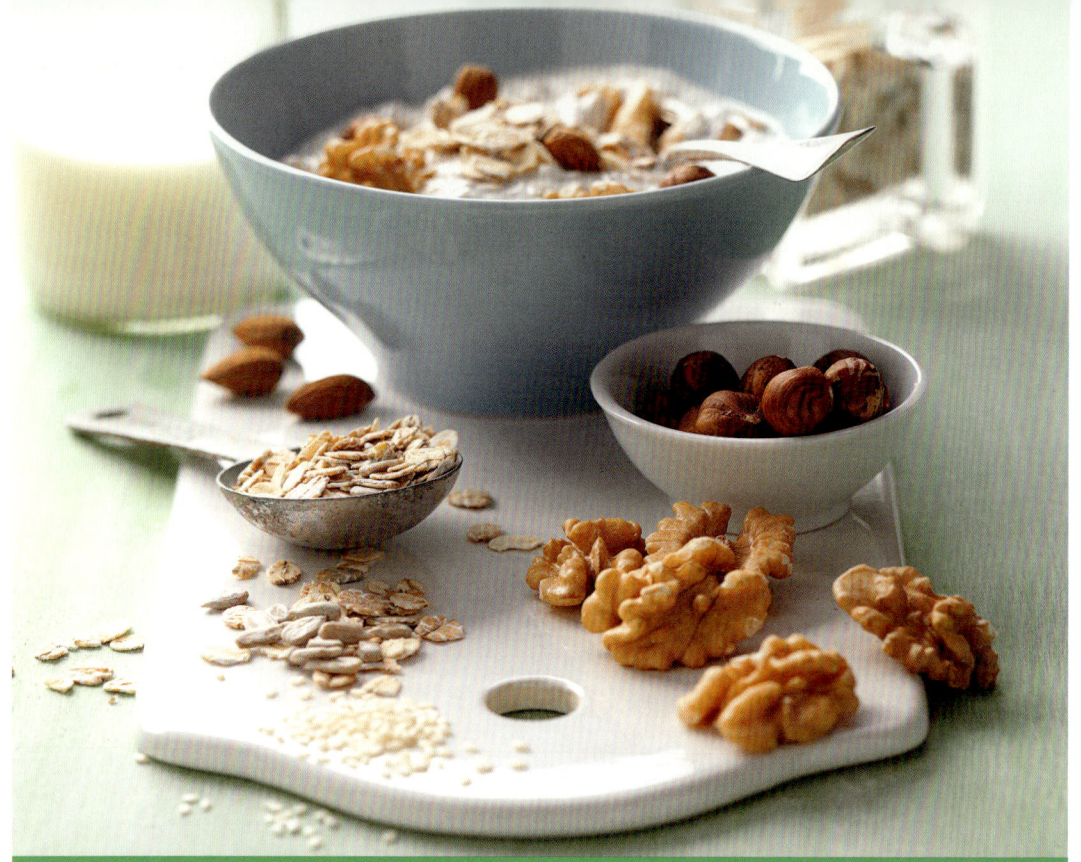

Rezepte für die Karenzphase

Jetzt geht's los mit leckeren Rezepten für die ersten zwei bis vier Wochen – süße und herzhafte Frühstücksideen und Snacks, wohlig sättigende Mittags- und Abendgerichte und süße Extras. Natürlich können Sie Ihre Lieblingsrezepte aus diesem Kapitel auch später immer wieder je nach Verträglichkeit und Vorliebe abwandeln. Wichtig: Wenn Sie den Verdacht haben, dass Laktose Ihre Beschwerden verstärkt, verwenden Sie in Phase 1 laktosefreie Milchprodukte oder, wenn für Sie verträglich, Sojaprodukte!

Frühstück und Snacks für zwischendurch

Flocken-Nuss-Müsli

Für 1 Portion je 1 EL Hafer-, Roggen- und Weizenflocken | 15 g gehackte Nüsse von drei Sorten, zum Beispiel Haselnüsse, Mandeln oder Walnüsse | 150 g Joghurt

1 Am Vorabend die Flocken und die Nüsse in einer Schale mit dem Joghurt mischen und alles über Nacht zugedeckt im Kühlschrank durchziehen lassen.
2 Am Morgen nochmals umrühren, je nach gewünschter Konsistenz nach Belieben noch etwas Joghurt oder Milch unterrühren.

TIPP: Nach der Karenzphase können Sie das Müsli noch mit 50 Gramm frischen oder 25 Gramm getrockneten, in kleine Würfel geschnittenen Aprikosen ergänzen. Die getrockneten Aprikosen können Sie auch mit den anderen Zutaten einweichen.

Schrot-Müsli mit gerösteten Kernen

Für 1 Portion 1 EL geschroteter Hafer | 2 EL geschrotete 6-Korn-Getreidemischung (aus Roggen, Weizen, Hafer, Buchweizen, Gerste und Hirse) | Naturjoghurt | ½ EL Sonnenblumenkerne | ½ EL Sesamsamen

1 Am Vorabend den Hafer und die 6-Korn-Mischung mit etwas Wasser zu einem dicken Brei verrühren. Über Nacht zugedeckt im Kühlschrank durchziehen lassen.
2 Am Morgen die Mischung mit so viel Joghurt verrühren, dass ein Brei von angenehmer Konsistenz entsteht.
3 Die Sonnenblumenkerne und die Sesamsamen in einer Pfanne ohne Fett rösten, abkühlen lassen und unter das Müsli mischen.

TIPP: Nach der Karenzphase können Sie das Schrot-Müsli noch mit 100 Gramm frischen Beeren ergänzen, etwa mit Himbeeren, Stachelbeeren, Heidelbeeren, Johannisbeeren oder in Scheiben geschnittenen Erdbeeren.

FRÜHSTÜCKS-KLASSIKER
Die beiden Müslis auf dieser Seite können Sie auch nach der Karenzphase beibehalten und immer wieder neu variieren.

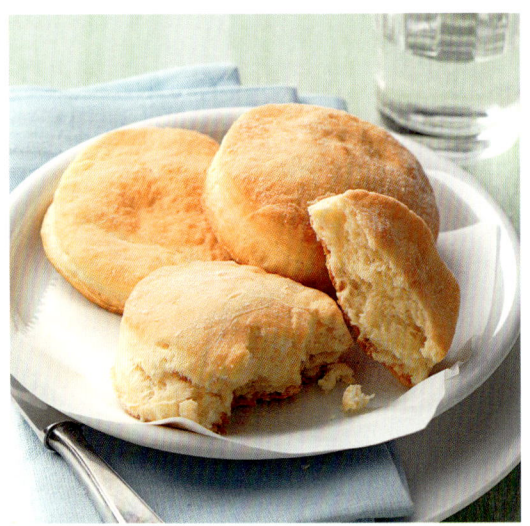

Zu den ungesüßten Scones passt jeder herzhafte Belag, etwa die Schafskäsecreme von Seite 86.

Englische Scones

Für 6 Stück (2 Portionen) 250 g Mehl | ½ Päckchen Weinstein-Backpulver | Salz | 1 Ei (Größe M) | 60 g Butter in kleinen Flöckchen | 125 g Vollmilchjoghurt | 1 EL Sahne | Mehl für die Arbeitsfläche | Backpapier

1 Backofen auf 190° (Umluft 170°) vorheizen.
2 Das Mehl mit dem Backpulver und dem Salz mischen. Das Ei, die Butterflöckchen und den Joghurt zügig unterarbeiten.
3 Den Teig auf der gleichmäßig bemehlten Arbeitsfläche 2,5 Zentimeter dick ausrollen, mit einem bemehlten Glas (etwa 7 cm Durchmesser) runde Plätzchen ausstechen, auf ein mit Backpapier ausgelegtes Blech legen. Den Vorgang so oft wiederholen, bis der Teig aufgebraucht ist.
4 Die Scones mithilfe eines Backpinsels mit der Sahne bestreichen und im vorgeheizten Ofen (mittlere Schiene) in zirka 15 Minuten goldbraun backen.

Schnelle Waffeln

Für 8 bis 10 Stück 3 Eier | 120 g Traubenzucker | 125 g weiche Butter | 1 Prise Salz | 250 g Mehl | 200 g Sahne | Öl für das Waffeleisen

1 Die Eier trennen, Eigelb beiseite stellen, Eiweiß mit 90 g Traubenzucker steif schlagen und kühl stellen.
2 Die Butter mit dem Salz und dem restlichen Traubenzucker schaumig schlagen. Nach und nach die Eigelb unterrühren.
3 Mehl, Sahne und Eischnee abwechselnd unterheben.
4 Das vorgeheizte Waffeleisen mit wenig Öl bestreichen. Jeweils etwas Teig darauf verteilen und in 6–8 Minuten goldbraun backen.

TIPP: Die Waffeln schmecken am besten frisch und warm. Ab der Testphase passt dazu auch ein süßer Aufstrich (siehe Seite 105).

Frühstücks-Sandwich

Für 1 Portion 2 Scheiben Vollkornbrot | 2 EL Kräuterfrischkäse | 2 Salatblätter | 1 Scheibe Schnittkäse | Gurkenscheiben

1 Die Brotscheiben mit dem Frischkäse bestreichen.
2 Die Salatblätter abbrausen und gut trockentupfen. Eine der Brotscheiben mit dem Salatblatt, dem Käse und den Gurkenscheiben belegen, die zweite darüberklappen.

TIPP: Das Sandwich ist natürlich auch prima zum Mitnehmen ins Büro geeignet! Stellen Sie es dort eingepackt kühl.

Käse-Schinken-Omelett

Für 2 Portionen 30 g Gouda | 30 g gekochter Schinken | 2 frische Eier | 1 EL Mineralwasser | Salz | Pfeffer | 20 g Butter | etwas frische Petersilie

1 Den Käse raspeln, den Schinken fein würfeln. Die Eier in eine Schüssel aufschlagen und mit dem Mineralwasser locker verquirlen. Mit Salz und Pfeffer würzen, Käse und Schinken untermischen.
2 Die Butter in einer Pfanne zerlassen, die Eier darin bei schwacher Hitze langsam stocken lassen. Das Omelett ist fertig, wenn die Oberseite noch glänzend und saftig ist. Von beiden Seiten mit dem Pfannenwender zur Mitte einschlagen, noch kurz weiterbraten. Mit Pfeffer abschmecken, mit Petersilie bestreuen und servieren.

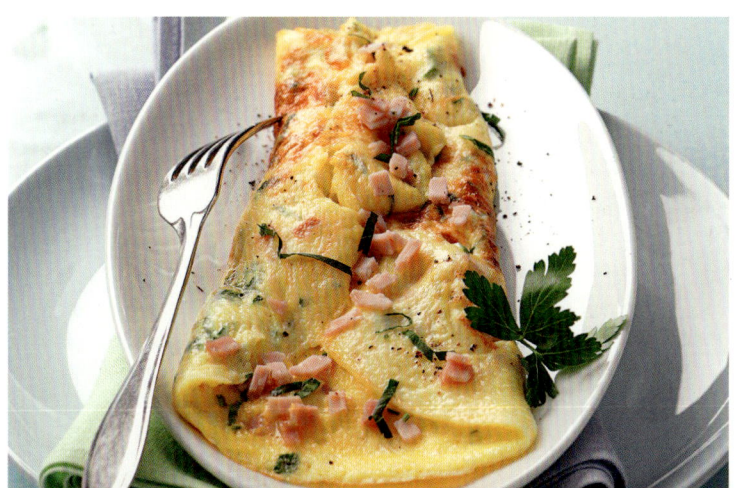

Zusammen mit einem grünen Salat wird das Omelett auch zu einer leckeren Abendmahlzeit.

Schnittlauch-Quarkcreme

Für 2 Portionen 1 Bund Schnittlauch | 2 Frühlingszwiebeln | 8 EL Topfenquark | 8 EL Joghurt | je 2 Msp. Senf und Meerrettich | Salz | Pfeffer | 4 Scheiben Brot

1 Den Schnittlauch waschen, trockenschütteln, in feine Röllchen schneiden. Die Frühlingszwiebeln putzen, in feine Ringe schneiden.
2 Topfen und Joghurt cremig verrühren, Senf, Meerrettich, Schnittlauch und Frühlingszwiebeln unterrühren. Mit Salz und Pfeffer herzhaft würzen, die Brote damit bestreichen.

Schafskäsecreme

Für 2 Portionen 200 g Fetakäse | 50 g Sahnejoghurt | 2 EL fein gehackte Kräuter, zum Beispiel Petersilie, Kerbel, Schnittlauch, Basilikum, Minze | Paprikapulver (edelsüß) | Pfeffer | Salz | ½ Bund Radieschen | 4 Scheiben Brot

1 Den Feta mit dem Joghurt in einem tiefen Teller mit einer Gabel zu einem gleichmäßigen Brei zerdrücken, Kräuter unterrühren und mit Paprikapulver, Pfeffer und Salz abschmecken.
2 Die Radieschen vom Grün befreien, abbrausen, trockentupfen und in Scheiben schneiden. Die Käsecreme auf die Brotscheiben streichen und mit den Radieschenscheiben dekorieren.

Zünftig und würzig kommt dieser frische Brotaufstrich daher – auch prima fürs Picknick geeignet!

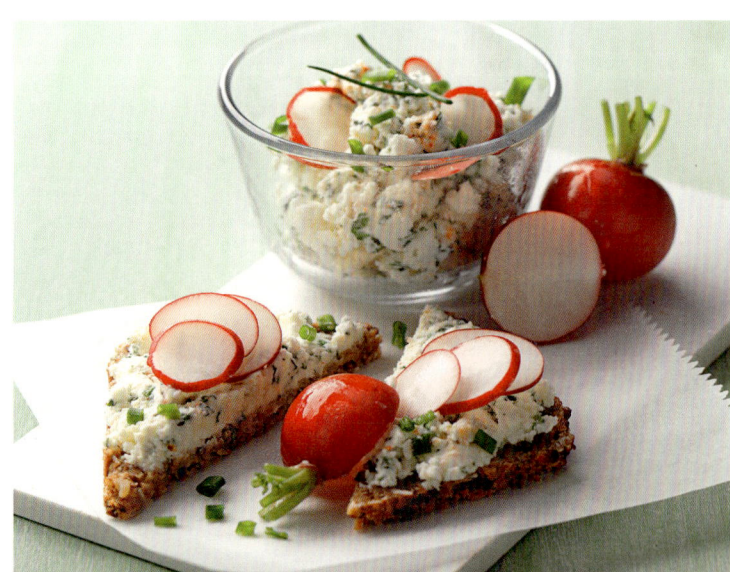

Crêpes mit Käse und Schnittlauch

Für 2 bis 3 Portionen 2 Eier | 300 ml Milch |
170 g Mehl, Type 550 | Salz | Muskatnuss |
80 g junger Gouda | 1 Bund Schnittlauch |
Butter für die Pfanne | frisch gemahlener Pfeffer

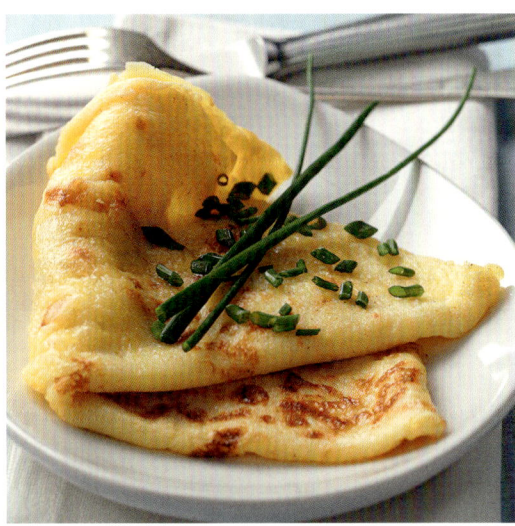

1 Die Eier, die Milch und das Mehl zu einem
Teig rühren. Durch ein feines Sieb in eine
Schüssel gießen, mit Salz und Muskat würzen,
30 Minuten quellen lassen.
2 Inzwischen den Käse raspeln, den Schnittlauch waschen, trockenschütteln und in sehr feine Röllchen schneiden.
3 In einer großen beschichteten Pfanne etwas
Butter zerlassen. Eine Kelle Teig in die Pfanne
geben und durch Schwenken der Pfanne gleichmäßig darin verteilen. Die Crêpe wenden, sobald die Oberfläche trocken ist, und anteilig etwas Käse darauf verteilen.
4 Wenn der Käse geschmolzen ist, etwas Pfeffer und die Schnitt-
lauchröllchen ebenfalls anteilig auf der Crêpe verteilen. Aus der
Pfanne auf einen Teller gleiten lassen, aufrollen oder zu einem
Päckchen falten und in der Pfanne unter mehrmaligen Wenden
noch etwa 1 Minute weiterbraten.

Zu den feinen Crêpes passt
zarter Feldsalat besonders
gut (siehe Seite 96).

Pizza-Toasts

Für 2 Portionen 4 Scheiben (Vollkorn-)Brot | Pesto rosso |
4 kleine Tomaten | 125 g Büffelmozzarella | Olivenöl | Aceto
balsamico | Salz | frisch gemahlener Pfeffer | Basilikumblättchen

1 Den Backofen auf 220° vorheizen (Umluft 200°).
2 Die Brotscheiben dünn mit Pesto bestreichen. Die Tomaten und
den Mozzarella in dünne Scheiben schneiden und die Brote damit
belegen. Mit etwas Olivenöl und Balsamico beträufeln, mit Salz und
Pfeffer würzen. Im Ofen überbacken, bis der Käse goldgelb ist.
3 Inzwischen die Basilikumblättchen in feine Streifen schneiden,
nach dem Backen über die Sandwich streuen.

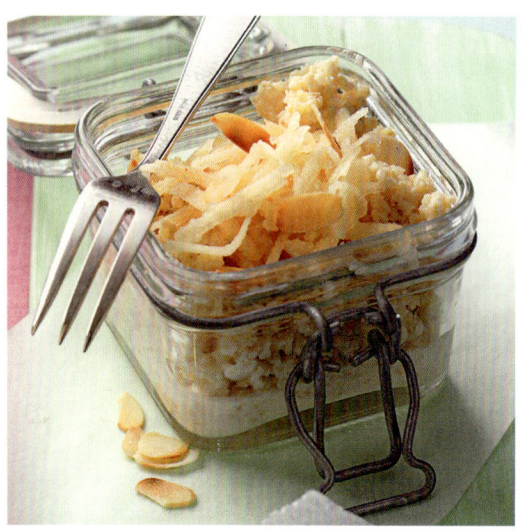

Zum Mitnehmen können Sie die Hirse einfach in Frischhaltedosen oder Bügelverschluss-Gläser füllen.

Süßer Hirsebrei

Für 4 Portionen 60 g Mandelblättchen | 200 g Speisehirse | Schale von 1 Bio-Zitrone | 1 Prise Salz | 400 g Apfel (ohne Schale) | 20 g Traubenzucker | 8 EL süße Sahne

1 Die Mandelblättchen in einer Pfanne ohne Fett goldgelb rösten, abkühlen lassen und etwas zerbröseln.

2 Die Hirse in einem Sieb waschen. Mit Zitronenschale, Salz und 600 ml kaltem Wasser in einem Topf aufkochen. Den Deckel auflegen, bei geringer Hitze ausquellen lassen, bis die Flüssigkeit aufgesogen ist. In einer Schüssel auskühlen lassen, mit der Gabel vorsichtig auflockern.

3 Den Apfel über die Hirse raspeln und zusammen mit der Sahne, dem Traubenzucker und den Mandelblättchen gut untermischen.

Vanille-Milchreis

Für 4 Portionen 1 l Milch | 4 EL Reissirup | 1 Prise Salz | 250 g Milchreis | ½ Vanilleschote

1 Die Milch mit dem Sirup und dem Salz in einem großen Topf aufkochen. Den Reis unterrühren und alles nochmals kurz aufkochen. Das Vanillemark auskratzen und samt Schote untermischen.

2 Den Milchreis bei geringer Hitze in etwa 30 Minuten fertig garen.

Grießpudding

Für 4 Portionen ½ l Milch | 100 ml süße Sahne | 50 g Traubenzucker | 1 Prise Salz | 1 Vanilleschote | 70 g Hartweizengrieß

1 Milch, Sahne, Zucker und Salz in einem Topf verrühren. Das Vanillemark auskratzen und samt Schote in den Topf geben. Unter Rühren aufkochen, vom Herd nehmen, die Vanilleschote entfernen. Den Grieß einrühren und erneut aufkochen.

2 In kalt ausgespülte Schälchen füllen und kalt stellen.

Warme Gerichte

Wildlachs-Gemüse-Pfanne mit Reis

Für 4 Portionen Salz | 300 g Reis | 400 g frisches Wildlachsfilet |
200 g Blattspinat | 1 rote Paprikaschote | 1 Schalotte | 1 Knob-
lauchzehe | 2 EL Olivenöl | Pfeffer | 250 ml Fischfond (Glas) |
2 TL Stärkemehl | 200 ml Sahne oder Soja-Sahne | Paprikapulver |
abgeriebene Schale von ½ Bio-Zitrone

1 450 ml leicht gesalzenes Wasser in einem Topf zum Kochen bringen, den Reis hineingeben, kurz aufkochen und mit geschlossenem
Deckel bei sehr geringer Hitze je nach Packungsanweisung aus-
quellen lassen.

2 Inzwischen den Lachs waschen, trockentupfen und quer in breite
Streifen oder in Stücke schneiden.

3 Den Spinat waschen, kurz blanchieren und über einem Sieb
etwas ausdrücken, um einen Teil der Oxalsäure zu entfernen, und
klein schneiden. Die Paprikaschote waschen, vierteln, von Stielan-
satz und Kernen befreien und in feine Streifen schneiden. Die Schalotte schälen, halbieren und ebenfalls in feine Streifen schneiden.
Den Knoblauch schälen und fein würfeln.

4 Das Olivenöl in einer großen Pfanne erhitzen.
Die Lachsstreifen darin 2 bis 3 Minuten braten,
mit Salz und Pfeffer würzen, aus der Pfanne
nehmen und warm stellen. Paprika, Schalotte
und Knoblauch in der gleichen Pfanne 3 Minuten dünsten.

5 Den Fischfond mit dem Stärkemehl verrühren
und mit der Sahne in die Pfanne geben. Mit
Salz, Pfeffer, Paprikapulver und Zitronenschale
würzen, bei mittlerer Hitze noch 5 Minuten köcheln lassen.

6 Spinat und Lachs zugeben, zugedeckt 3 Minuten ziehen lassen. Noch einmal abschmecken, dann mit dem Reis auf Tellern anrichten
und servieren.

Lachs schmeckt hervor-
ragend und versorgt Sie
mit den wichtigen Omega-3-
Fettsäuren.

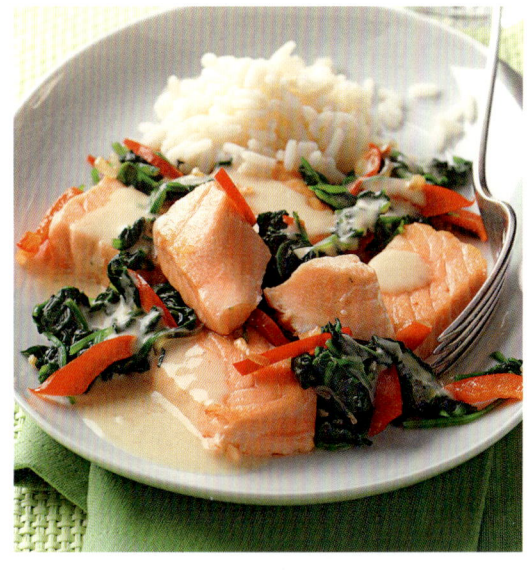

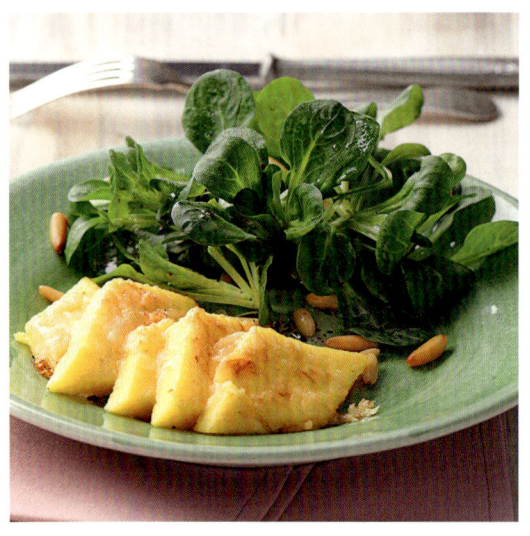

Ein echtes Lieblingsessen aus Italien, das beim Über-backen seinen verführe-rischen Duft verströmt.

Gratinierte Polenta-Gnocchi mit Feldsalat

Für 4 Portionen 500 ml Milch | 500 ml Gemü-sebrühe | 40 g Butter | Salz | Muskatnuss | 250 g Polentagrieß (Maisgrieß) | 70 g Parme-san | 2 Eigelb | 200 g Feldsalat | 2 EL Pinien-kerne | 1 Bund Petersilie | 3 EL Aceto balsa-mico | Pfeffer | 6 EL Rapsöl | Butter für die Form

1 Den Backofengrill auf 225° vorheizen.

2 Die Milch und die Gemüsebrühe mit 30 g Butter, etwas Salz und etwas frisch geriebener Muskatnuss aufkochen. Den Polentagrieß unter ständigem Rühren (immer in die gleiche Rich-tung rühren!) einrieseln lassen und bei kleiner Hitze 5 Minuten aus-quellen lassen. Dabei mehrmals mit einem Holzlöffel durchrühren. Die Polenta in eine Schüssel geben, etwas abkühlen lassen. 50 g Parmesan und die Eigelbe mit einem Holzlöffel zügig unterrühren, sodass das Eigelb nicht stockt.

3 Die Polenta zwischen zwei ausreichend großen Stücken Klar-sichtfolie mit dem Nudelholz zu einer 1 cm dicken Platte ausrollen. Mindestens 2 Stunden kühl stellen.

4 Inzwischen den Feldsalat gründlich waschen, putzen und tro-ckenschleudern. Für das Dressing die Pinienkerne in einer Pfanne ohne Fett rösten. Die Petersilie abbrausen, trockenschütteln, die Blättchen abzupfen und in sehr feine Streifen schneiden. Den Bal-samico mit Salz und Pfeffer verrühren und das Rapsöl unter ständi-gem Rühren dazugeben. Pinienkerne und Petersilie unterrühren.

5 Eine feuerfeste Form mit Butter auspinseln. Die erkaltete Polenta mit einem Messer in Rauten schneiden und diese dachziegelartig in die Form setzen. Die restliche Butter schmelzen, die Gnocchi damit bestreichen und mit dem restlichen Parmesan bestreuen. Unter dem heißen Backofengrill in 3 bis 4 Minuten goldbraun überbacken.

6 Den Feldsalat mit dem Dressing mischen und mit den überba-ckenen Gnocchi auf flachen Tellern anrichten.

Pappardelle mit Zucchini und Champignons

Für 4 Portionen 400 g kleine, feste Zucchini | 500 g braune Champignons | 2 Schalotten | 2 EL Olivenöl | 1–2 TL Curcuma (Gelbwurzpulver) | 100 ml Sahne oder Soja-Sahne | Salz | Pfeffer aus der Mühle | 300–400 g Pappardelle (sehr breite Bandnudeln) | 75 g Parmesan oder Pecorino

1 Die Zucchini waschen, putzen und längs in sehr dünne Streifen schneiden (nach Belieben den Sparschäler zur Hilfe nehmen). Die Champignons mit Küchenpapier oder einer Pilzbürste abreiben, putzen und quer in feine Scheiben schneiden. Die Schalotten schälen, halbieren und in feine Streifen schneiden.

2 Das Olivenöl in einer Pfanne schwach erhitzen und die Schalotten darin glasig dünsten. Den Curcuma kurz mit anschwitzen. Die Zucchini und die Champignons zugeben und 4 bis 5 Minuten dünsten. Die Sahne angießen und alles noch weitere 3 bis 4 Minuten weiterdünsten. Mit Salz und Pfeffer kräftig würzen.

3 Inzwischen die Nudeln nach Packungsanleitung in reichlich Salzwasser bissfest kochen. Rasch mit der Sauce mischen und servieren. Den Käse bei Tisch frisch über die Nudeln hobeln oder reiben.

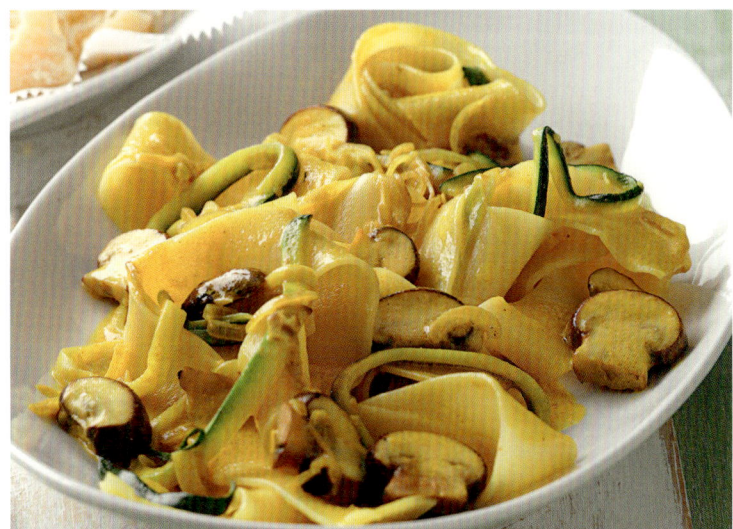

Und nochmal Italien: Diese schnell zubereiteten Nudeln schmecken herrlich nach Sommer!

Spaghetti mit Thunfisch und Zitrone

Für 4 Portionen 1 Knoblauchzehe | 4 EL Olivenöl | 3 Sardellen (in Öl eingelegt) | 200 g Thunfisch im eigenen Saft (Dose) | abgeriebene Schale und 1 EL Saft von 1 Bio-Zitrone | Salz | frisch gemahlener Pfeffer | ½ Bund glatte Petersilie | 250–300 g Spaghetti

1 Die Knoblauchzehe schälen und halbieren. Das Olivenöl in einer kleinen Pfanne erhitzen. Den Knoblauch mit der Schnittfläche nach unten in die Pfanne setzen, die Sardellen ebenfalls in die Pfanne geben und bei geringer bis mittlerer Hitze sanft dünsten, bis sich die Sardellen in dem Öl aufgelöst haben.

2 Inzwischen den Thunfisch über einem Sieb abtropfen lassen. Die Knoblauchzehe aus der Pfanne nehmen, den Thunfisch mit einem Holzlöffel zerkleinern und hinzugeben. Zitronenschale und -saft ebenfalls in die Pfanne geben. Mit Salz und Pfeffer würzen.

3 Die Blattpetersilie abbrausen, trockenschütteln, die Blättchen abzupfen und in feine Streifen schneiden.

4 Inzwischen die Spaghetti nach Packungsanleitung bissfest kochen, abgießen und abschrecken, rasch mit der Thunfisch-Zitronen-Sauce und der Petersilie mischen, sofort auf vorgewärmte Teller verteilen und servieren.

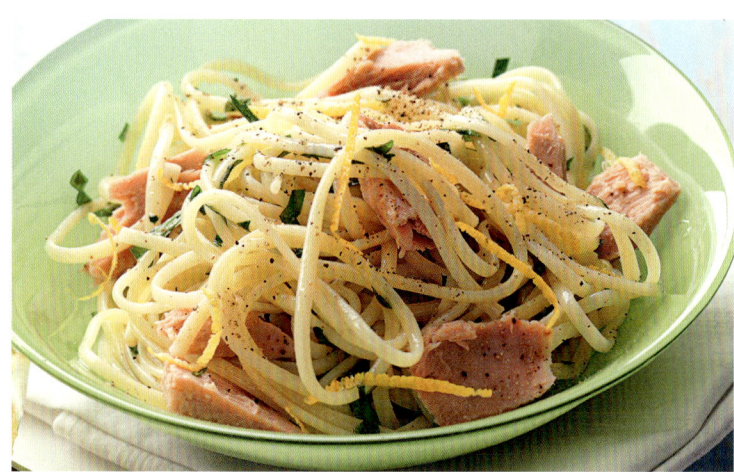

Zitronenschale und Petersilie geben den schnellen Spaghetti ein frisches Aroma.

Curcuma-Risotto mit gebratenem Pak Choi und Pilzen

Für 4 Portionen 4 EL Olivenöl | 400 g Risottoreis (z. B. Arborio oder Carnaroli) | gut 1 l heiße Gemüsebrühe | 1 TL Curcuma | Salz | Pfeffer | 400 g Pak Choi (chinesischer Senfkohl) | 100 g Kräuterseitlinge, Austernpilze oder Champignons | 2 EL Cashewkerne oder Erdnüsse

1 2 EL Olivenöl in einem Topf erhitzen und den Reis darin einige Minuten andünsten. Mit 100 ml Gemüsebrühe ablöschen und einkochen lassen.

2 Sobald die Flüssigkeit verdampft ist, so viel heiße Gemüsebrühe aufgießen, dass der Reis wieder vollständig bedeckt ist. Den Curcuma unterrühren. Die Flüssigkeit unter gelegentlichem Rühren einkochen lassen, dann wieder mit heißer Brühe aufgießen und einkochen lassen. Dies 18 bis 20 Minuten lang wiederholen, bis der Reis gar ist, im Kern aber noch etwas Biss hat.

3 Inzwischen den Pak Choi waschen, putzen und die Blätter quer in breite Streifen schneiden. Die Pilze putzen und je nach Größe in Streifen schneiden. Das restliche Olivenöl in einer großen Pfanne erhitzen, die Pilze darin anbraten, den Pak Choi untermischen, mit Salz und Pfeffer würzen und wenige Minuten bei geschlossenem Deckel dünsten (eventuell ein wenig Wasser zugeben). Cashewkerne oder Erdnüsse in einer Pfanne ohne Fett rösten. Den Pak Choi auf dem Risotto anrichten, die Nüsse darüberstreuen.

TIPP

Der vitaminreiche Pak Choi ist wie übrigens auch Chinakohl sehr gut verdaulich. Falls Sie keinen Pak Choi bekommen, können Sie ebenso gut Mangold verwenden.

Penne mit Staudensellerie

Für 4 Portionen 1 Staude Sellerie | 1 gelbe Paprikaschote | 1 Knoblauchzehe | 400 g Penne rigate | Salz | 2 EL Olivenöl | Pfeffer | ¼ TL Anissamen | etwas abgeriebene Zitronenschale | 100 ml Sahne | Parmesan

1 Den Sellerie putzen, in Stangen teilen und in ca. ½ cm dicke Scheiben schneiden. Das Grün beiseite legen. Die Paprika waschen, vierteln, putzen und in Streifen schneiden. Die Knoblauchzehen schälen und längs vierteln.

2 Die Nudeln in reichlich Salzwasser bissfest garen.

3 Inzwischen das Olivenöl in einer großen Pfanne erhitzen, den Knoblauch darin andünsten, den Sellerie zugeben. Mit Salz, Pfeffer, Anis und der Zitronenschale würzen und bei geschlossenem Deckel etwa 5 Minuten garen. Eventuell etwas Wasser zugeben.
4 Das Selleriegrün hacken. Die Nudeln abgießen, mit dem Gemüse anrichten, mit Selleriegrün und Parmesan bestreut servieren.

Hackfleischklopse nach Königsberger Art
Für 4 Portionen ½ Bund Petersilie | 5 Scheiben Toast | 600 g Rinderhackfleisch | 2 Eier (Größe M) | Salz | Pfeffer | 800 ml Kalbsfond/Fleischbrühe | 2 Lorbeerblätter | 50 g Butter | 50 g Mehl | 100 ml Sahne | Zucker | 3 EL Kapern

TIPP
Ab der Testphase können Sie dem Hackfleisch noch zwei in feine Würfel geschnittene Zwiebeln untermischen.

1 Die Petersilie abbrausen, trockenschütteln, die Blättchen abzupfen und sehr fein hacken. Das Toastbrot entrinden, in wenig kaltem Wasser kurz einweichen und gut ausdrücken.
2 Hackfleisch, Toast, Eier und Petersilie zu einem glatten Teig verkneten. Mit Salz und Pfeffer würzen und 16 Kugeln formen. Den Fond aufkochen, Lorbeer zugeben und die Klopse darin bei milder Hitze 15 bis 20 Minuten ziehen lassen. Fond aufbewahren.
3 Die Butter in einer Pfanne erhitzen, das Mehl darin anschwitzen. Mit 400 ml Kochfond auffüllen, einmal aufkochen. Die Sahne angießen und bei milder Hitze 5 bis 10 Minuten köcheln. Mit Salz, Pfeffer und einer Prise Zucker würzen, die fertig gegarten Klopse mit den Kapern zugeben und in der Sauce erwärmen. Dazu passen Salzkartoffeln und vorweg grüner Salat.

Spinat-Hackfleisch-Lasagne
Für 4 Portionen 1 Zwiebel | 1 Knoblauchzehe | 1 Möhre | 1 Stange Staudensellerie | 1 EL Olivenöl | 500 g Rinderhackfleisch | 2 Dosen passierte Tomaten à 400 g | 250 ml Gemüsebrühe | 1 EL Tomatenmark | 2 Lorbeerblätter | 2 EL getrockneter Oregano | 1 EL getrocknetes Basilikum | 500 g frischer Spinat/300 g TK-Spinat | 250 ml Sahne oder Schmant | 250 ml Milch | Salz | Pfeffer | Muskat | Lasagnenudeln, ohne Vorkochen | 200 g geriebener Gouda | 50 g Parmesan | Butter für die Form

1 Die Zwiebel und die Knoblauchzehe schälen, die Möhre und den Sellerie waschen und putzen. Alles klein würfeln.

2 Für die Bolognesesauce das Olivenöl in einem großen Topf erhitzen, das Gemüse bei mittlerer Hitze 5 Minuten darin dünsten, das Hackfleisch zugeben und krümelig anbraten. Tomaten, Brühe, Tomatenmark und Kräuter zugeben und bei sehr geringer Hitze im geschlossenen Topf etwa 2 Stunden köcheln lassen.

3 Währenddessen den frischen Spinat waschen und die harten Stiele entfernen. Kurz blanchieren und über einem Sieb etwas ausdrücken, um einen Teil der Oxalsäure zu entfernen. Tiefkühlspinat in einem Topf mit 1 EL Wasser bei milder Hitze auftauen.

4 Die Sahne und die Milch in einem Topf erhitzen, den Spinat zugeben, kurz erhitzen und mit Salz, Pfeffer und Muskat würzen.

5 Die Bolognese mit Salz und Pfeffer würzen. Eine feuerfeste Form mit Butter auspinseln, den Boden mit etwas Bolognese bedecken. Abwechselnd Lasagneblätter, Bolognese und Spinatmischung einschichten, auf jede Lage etwas geriebenen Käse streuen. Die obersten Nudelblätter mit Bolognese bedecken, den restlichen Käse und den frisch geriebenen Parmesan darüberstreuen.

6 Damit die Lasagne etwas durchziehen kann, erst jetzt den Backofen auf 225° (Umluft 200°) vorheizen. Die Form in den heißen Ofen stellen und 30 Minuten backen. Vor dem Anschneiden noch 10 bis 15 Minuten im ausgeschalteten Ofen ruhen lassen.

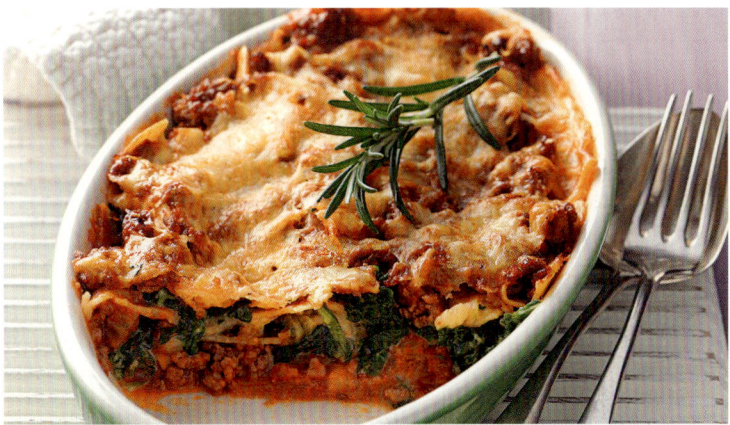

Ein klassisches Leibgericht von groß und klein! Die Lasagne schmeckt auch wunderbar mit Mangold.

Kalte Gerichte

Grüner Salat

Für 4 Portionen 2 EL Sonnenblumenkerne | 400 g unterschiedliche grüne Salate nach Saison und Angebot (zum Beispiel Eisbergsalat, Eichblattsalat, Friseesalat, Rucola, Babyspinat) | 2 EL Walnussöl | 1 EL dunkler Aceto balsamico | Senf | Ahornsirup | Salz | frisch gemahlener Pfeffer

1 Die Sonnenblumenkerne in einer Pfanne ohne Fett rösten und beiseite stellen.
2 Den Salat putzen, waschen, trockenschleudern und in mundgerechte Stücke teilen.
3 Für das Dressing das Walnussöl mit dem Balsamico, wenig Senf und Ahornsirup verrühren und mit Salz und Pfeffer würzen. Die gerösteten Sonnenblumenkerne unter das Dressing rühren. Kurz vor dem Servieren über den Salat geben und gut mischen.

Wer mag, kann die Pilze kurz in etwas Öl braten und über den Salat geben.

Feldsalat mit Champignons

Für 4 Portionen 200 g Feldsalat | 8 braune Champignons | 2 EL Rapskernöl | 1 EL heller Aceto balsamico | Senf | Ahornsirup | Salz | Pfeffer aus der Mühle

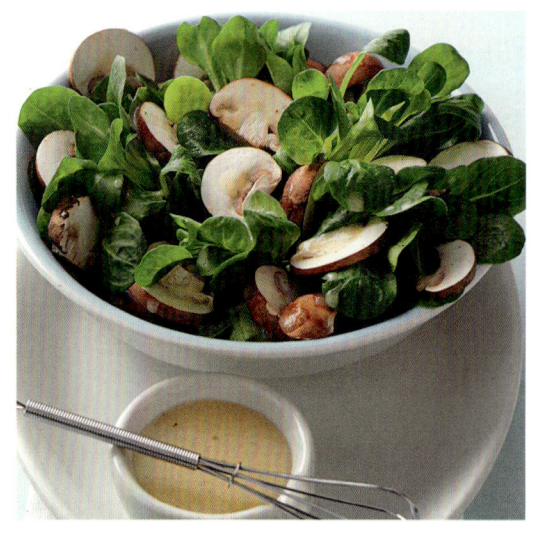

1 Den Salat gründlich waschen, putzen und trockenschleudern. Die Champignons bei Bedarf mit Küchenpapier abreiben oder mit der Pilzbürste abbürsten, braune Stielenden abschneiden. Die Pilze quer in ganz feine Scheibchen schneiden.
2 Für das Dressing das Rapskernöl mit dem Balsamicoessig, wenig Senf und Ahornsirup verrühren und mit Salz und Pfeffer würzen. Erst kurz vor dem Servieren mit dem Feldsalat und den Champignons mischen, damit die Blättchen knackig bleiben und die Pilze nicht unansehnlich werden.

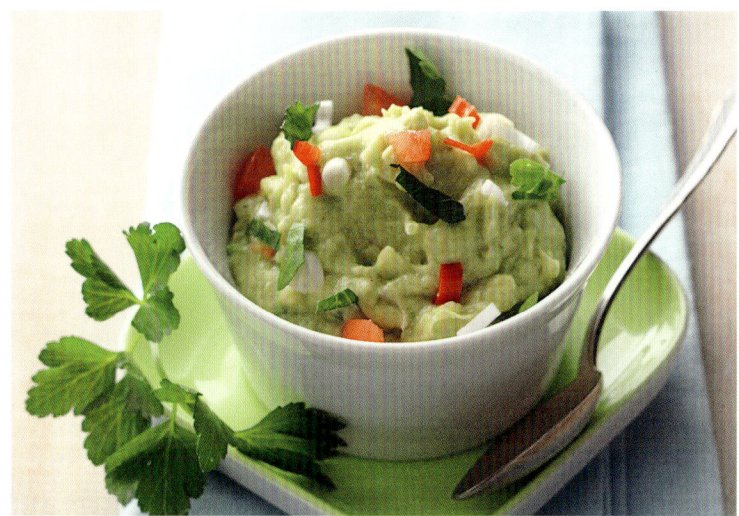

Der klassische Dip der mexikanischen Küche schmeckt lecker zu frisch gebackenem Brot (siehe nächste Seite), einer Tortilla oder Tacos.

Guacamole

Für 4 Portionen 1 Tomate | 1 Frühlingszwiebel | 1 frische Chili-schote | 2 reife Avocados | 3 EL Limettensaft | 2 EL frisch gehackte Blattpetersilie | Salz | Pfeffer aus der Mühle

1 Die Tomate waschen, am Blütenansatz kreuzweise einritzen und mit heißem Wasser überbrühen. Nach etwa 10 Sekunden mit kaltem Wasser abschrecken, häuten, vierteln, von den Kernen befreien und das Fruchtfleisch mit einem scharfen Messer klein würfeln.
2 Die Frühlingszwiebel waschen, putzen und den weißen Teil in feine Würfel schneiden.
3 Die Chilischote waschen, putzen, entkernen und fein würfeln.
4 Die Avocados vorsichtig halbieren, den Kern entfernen und das Fruchtfleisch mit einem Löffel aus der Schale heben. Mit dem Limettensaft beträufeln und mit der Gabel fein zerdrücken. Die Kerne beiseite legen.
5 Tomaten- und Frühlingszwiebelwürfel, Chili und Petersilie unter das Avocadomus mischen. Mit Salz und Pfeffer würzen. Die Guacamole bis zum Verzehr zusammen mit den Kernen in eine Schüssel geben, abdecken und kühl stellen. So behält der Avocado-Dip seine appetitliche hellgrüne Farbe.

Herzhaftes Gebäck

Weißbrot
Für 1 Laib ½ Würfel frische Hefe (21 g) | 500 g Weizenmehl, Type 550 | 1 ½ TL Salz | 1 EL Olivenöl

1 Die Hefe in 300 ml lauwarmem Wasser auflösen. Das Mehl in einer Schüssel mit dem Salz mischen, in die Mitte eine Mulde drücken. Das Wasser mit der Hefe hineingeben. Mit dem Handrührgerät verkneten. Das Olivenöl zugeben und so lange weiterkneten, bis sich der Teig vom Schüsselrand löst. Den Teig zu einer Kugel formen, leicht mit Mehl bestäuben und zugedeckt an einem warmen, zugluftfreien Ort etwa 1 Stunde gehen lassen.
2 Inzwischen den Backofen auf 200° (Ober- und Unterhitze) vorheizen. Die Fettpfanne oder eine große feuerfeste Schale auf den Boden des Backofens stellen und Wasser hineingießen.
3 Den Teig nochmals durchkneten, einen länglichen Laib formen und auf ein mit Backpapier ausgelegtes Blech legen. Mit einem scharfen Messer längs etwa ½ Zentimeter tief einschneiden. Zugedeckt gehen lassen, bis der Ofen die Temperatur einreicht hat.
4 Das Brot auf der zweiten Schiene von unten 15 Minuten backen. Die Temperatur auf 180° reduzieren und weitere 15 bis 20 Minuten goldgelb backen.

Die würzige Focaccia passt wunderbar zu Salaten, Dipps und Gegrilltem.

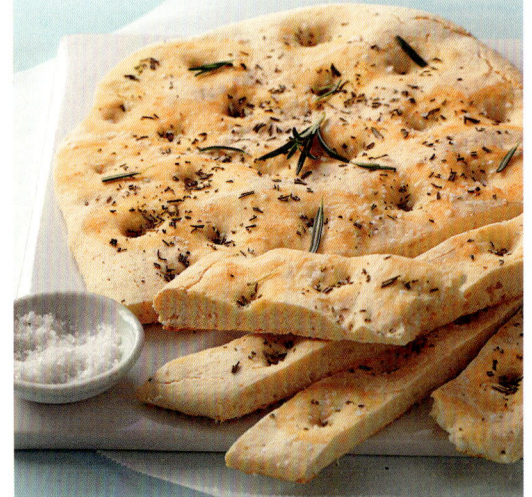

Focaccia
Für 1 Laib ½ Würfel frische Hefe (21 g) | 1 TL Salz | 250 g Weizenmehl, Type 550 | Olivenöl | 2 Zweige Rosmarin | Fleur de Sel

1 Die Hefe in 250 ml lauwarmem Wasser auflösen, Mehl und Salz in einer Schüssel mischen, das Wasser mit der Hefe zugeben und mit einem Holzlöffel glattrühren.
2 Zugedeckt 6 Stunden oder über Nacht im Kühlschrank gehen lassen, anschließend weitere 1 bis 2 Stunden bei Zimmertemperatur.

3 Den Backofen auf 225° Ober- und Unterhitze vorheizen. Den Teig mithilfe eines Teigschabers sehr vorsichtig auf ein mit Backpapier ausgelegtes Backblech gleiten lassen.

4 Den Rosmarin waschen und trockenschütteln, die Nadeln abstreifen und fein hacken. Die Finger in Olivenöl tauchen und Vertiefungen in den Teig drücken. Das Brot mit dem Rosmarin und etwas Fleur de Sel bestreuen.

5 Im Backofen auf der zweiten Schiene von unten in 15 bis 20 Minuten goldbraun backen. Herausnehmen, auf einem Gitter abkühlen lassen und in Stücke schneiden.

Teigtaschen mit Schafskäsefüllung

Für 12 Teigtaschen (ca. 4 Portionen) ½ Würfel frische Hefe (21 g) | 300 g Weizenmehl, Type 550 | ½ TL Salz | ½ TL Zucker | 2 EL Olivenöl | ½ Bund glatte Petersilie | 350 g Fetakäse | 2 Eigelb | Pfeffer | Thymian | Rosmarin | 2 EL Sahne | Sesamsamen

1 Die Hefe in 150 ml lauwarmem Wasser auflösen, mit Mehl, Salz, Zucker und Olivenöl mit dem Knethaken des Handrührgerätes zu einem glatten Teig verarbeiten. Zugedeckt an einem warmen, zugfreien Ort etwa 45 Minuten gehen lassen.

2 Inzwischen die Petersilie abbrausen, trockenschütteln, die Blättchen von den Stielen zupfen und fein hacken.

3 Den Käse mit einer Gabel gründlich zerdrücken, mit Petersilie, Eigelb, Pfeffer, Thymian und Rosmarin gut vermischen.

4 Den Backofen auf 180° vorheizen.

5 Den Teig nochmals gut durchkneten, in 12 Portionen teilen und diese rund ausrollen, die Füllung darauf verteilen, zusammenklappen. Die Ränder mit einer Gabel andrücken. Die Taschen mit der Nahtstelle nach unten auf ein mit Backpapier ausgelegtes Blech geben, mit Sahne bestreichen und mit Sesam bestreuen. In etwa 25 Minuten goldgelb backen.

TIPP
Vor dem Backen können Sie noch halbe Kirschtomaten oder Streifen von getrockneten Tomaten in den Focaccia-Teig drücken.

Klein, knusprig, köstlich gefüllt: Diese Teigtaschen werden Sie lieben. Dazu passt Salat.

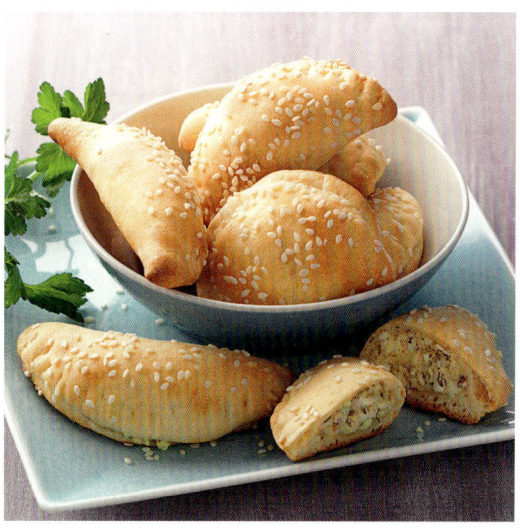

Desserts und Kuchen

Pannacotta

Für 4 Portionen 1 Vanilleschote | 500 ml Schlagsahne | 50 g Traubenzucker | abgeriebene Schale von ½ kleinen Bio-Orange | 3 Blatt Gelatine

1 Das Mark der Vanilleschote auskratzen. Schote und Mark mit der Sahne, dem Zucker und der Orangenschale in einem Topf aufkochen. Bei geringer Hitze 15 Minuten köcheln, gelegentlich rühren.
2 Inzwischen die Gelatine in etwas Wasser einweichen.
3 Den Topf vom Herd nehmen und die Vanilleschote entfernen. Die Gelatine gut ausdrücken und in der heißen Sahne auflösen.
4 Die Pannacotta etwas abkühlen lassen, in Gläser füllen und für mindestens 4 Stunden im Kühlschrank fest werden lassen.

In Gläser gefüllt, mit Sahnehäubchen und einem Topping aus dunklem Kakaopulver ist die Pannacotta perfekt.

Cappuccino-Pannacotta

Für 4 Portionen 2 gehäufte EL Espressobohnen | 1 Vanilleschote | 500 ml Schlagsahne | 40 g Traubenzucker | 1 EL Puderzucker | 2 Blatt Gelatine

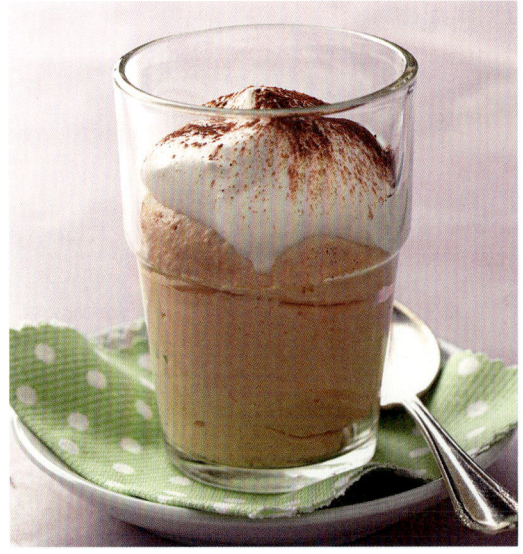

1 Die Espressobohnen in einer trockenen Pfanne sanft erwärmen, bis sie duften. Das Mark der Vanilleschote auskratzen, mit der Schote, 250 ml Sahne und dem Zucker zu den Bohnen geben. 15 Minuten köcheln, gelegentlich rühren. Über Nacht im Kühlschrank durchziehen lassen.
2 Am nächsten Tag die Gelatine in Wasser einweichen, die Vanilleschote und Espressobohnen aus der Sahnemischung nehmen und diese nochmals aufkochen. Vom Herd nehmen und die gut ausgedrückte Gelatine darin auflösen.
3 Die restliche Sahne mit dem Puderzucker steif schlagen und kühl stellen. Unterheben, sobald die Pannacotta zu gelieren beginnt. Mindestens 4 Stunden im Kühlschrank fest werden lassen.

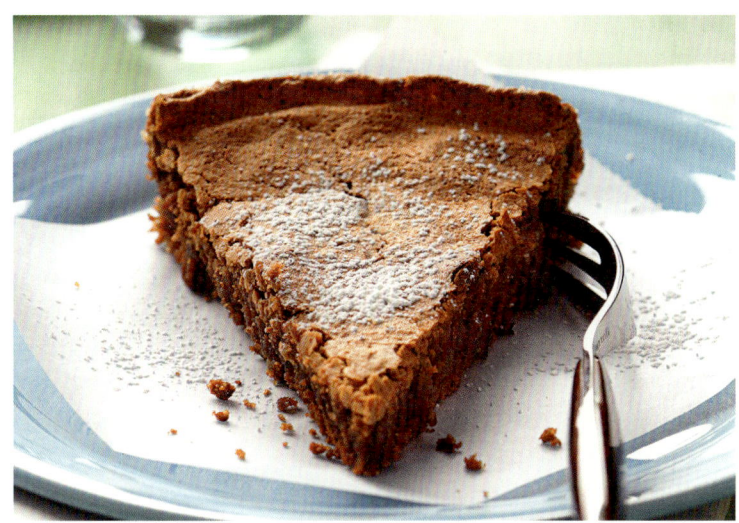

Die Torte macht sich auf der Kaffeetafel ebenso gut wie in Ihrer Brotbox fürs Büro.

Schokoladen-Nuss-Torte

Für 1 Torte (12 bis 16 Stücke) 140 g gehobelte Haselnüsse | 100 g Bitterschokolade | 100 g Butter | 3 Eier | 120 g Traubenzucker | Butter und Paniermehl für die Form | etwas Traubenzucker zum Bestäuben

1 Den Backofen auf 180° (Umluft 160°) vorheizen. Eine Springform (26 cm) mit Butter einpinseln und mit Paniermehl ausstreuen.
2 Die Haselnüsse in einer Pfanne ohne Fett hellgelb rösten, abkühlen lassen. Die Schokolade mit der Butter im Wasserbad schmelzen und etwas abkühlen lassen.
3 Die Eier trennen. Die Haselnüsse mit der Hälfte des Zuckers im Mixer fein hacken und unter die Schokoladen-Butter-Mischung rühren. Die Eigelbe nach und nach unterziehen.
4 Die Eiweiße zu einem halbfesten Schnee schlagen, den restlichen Zucker nach und nach einrieseln lassen, weiterschlagen, bis der Eischnee schnittfest ist, und ihn dann vorsichtig mit einem Teigschaber unter die Teigmasse heben.
5 Den Teig in die vorbereitete Springform füllen und ca. 30 Minuten im vorgeheizten Ofen backen. Auskühlen lassen und mit ein wenig Traubenzucker bestäubt servieren.

Käsekuchen

Für 1 Torte (12 bis 16 Stücke)

Für den Mürbeteig (alle Zutaten sollten Zimmertemperatur haben):
200 g Mehl, Type 550 | 125 g Butter | 1 Ei | 60 g Traubenzucker |
2 EL Mehl zum Kneten | Butter für die Form

Für die Füllung: 750 g Sahnequark/Topfen | 1 Pck. Vanillepudding-
pulver | 120 g Traubenzucker | abgeriebene Schale von ½ Bio-
Zitrone | 5 Eier | 125 g flüssige Butter | Mark von ½ Vanilleschote

1 Den Backofen auf 175° (Umluft 160°) vorheizen. Eine Springform
(26 cm) mit Butter einpinseln.

2 Alle Teigzutaten mit den Knethaken des Handrührgerätes durchkneten, mit den Händen mit 2 EL Mehl weiter zu einem glatten Teig
kneten. Mit den Händen in der Form verteilen, einen 3 cm hohen
Rand hochziehen, mit einer Gabel mehrmals einstechen.

3 Die Zutaten für die Füllung mit den Schneebesen der Küchenma-
schine verrühren und auf den Teigboden gießen.

4 Den Kuchen im heißen Ofen auf der zweiten Schiene von unten
45 bis 60 Minuten backen, bis der Teigrand goldbraun ist. Auf einem
Kuchengitter auskühlen lassen.

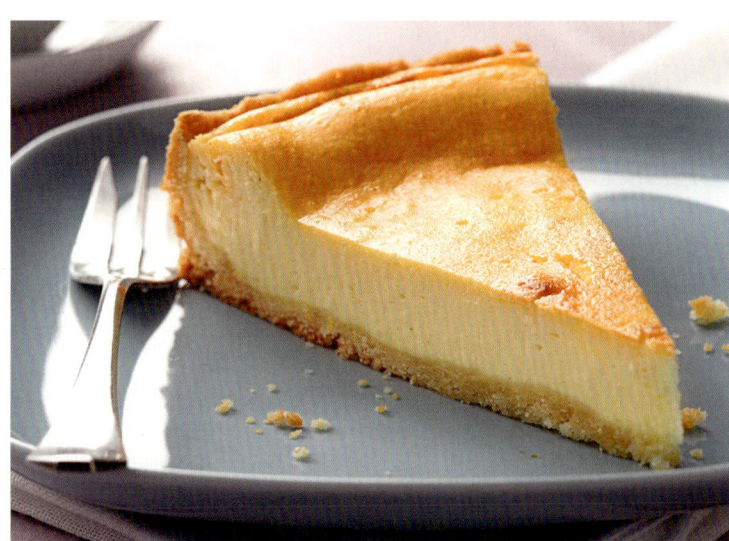

Geliebter Käsekuchen –
dieser Klassiker schmeckt
in der fruktosearmen
Variante ebenso gut!

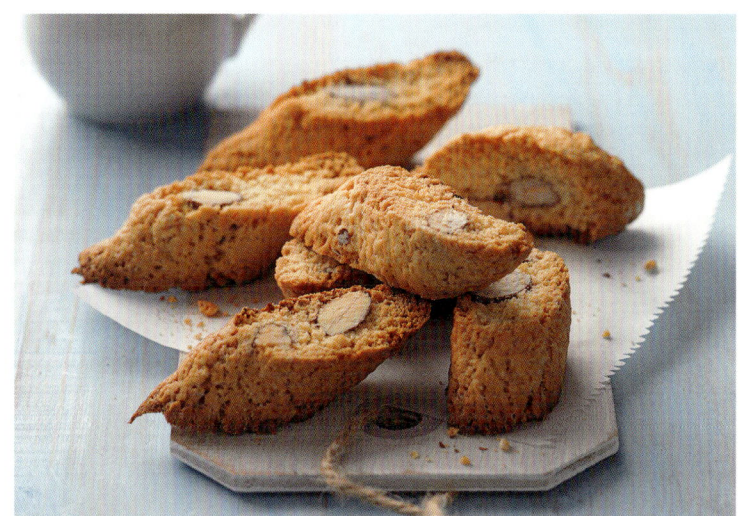

Eine kleine Köstlichkeit zum Espresso oder Tee, die ganz leicht herzustellen ist.

Cantuccini – Italienische Mandelkekse

Für ca. 30 Kekse 250 g Mehl | 100 g Traubenzucker | 1 TL Weinsteinbackpulver | Mark einer Vanilleschote | ½ Fläschchen Bittermandel-Öl (nach Geschmack) | 1 Prise Salz | 25 g Butter | 2 Eier | 150 g Mandeln

1 Mehl, Zucker, Backpulver, Vanillemark, Salz, Butter und Eier mit einem festen Teigschaber gründlich mischen, zu einem glatten Teig verarbeiten und die Mandeln gleichmäßig unterkneten.

2 Aus dem Teig eine Kugel formen, diese in 6 Stücke teilen und aus jedem Teil eine ca. 25 cm lange Rolle formen und für 30 Minuten kühl stellen.

3 Die Teigrollen auf ein mit Backpapier ausgelegtes Backblech geben und im vorgeheizten Backofen bei 200° (Ober- und Unterhitze) 10 Minuten backen. Etwas abkühlen lassen und schräg in 1 cm breite Streifen schneiden.

4 Diese so entstandenen Kekse mit einer Schnittfläche wieder auf das Backblech setzen und weitere 10 Minuten goldgelb backen. Je nach gewünschtem Bräunungsgrad nochmals wenden und weitere 10 Minuten backen. Die Cantuccini gut auskühlen lassen und in einer Blechdose aufbewahren.

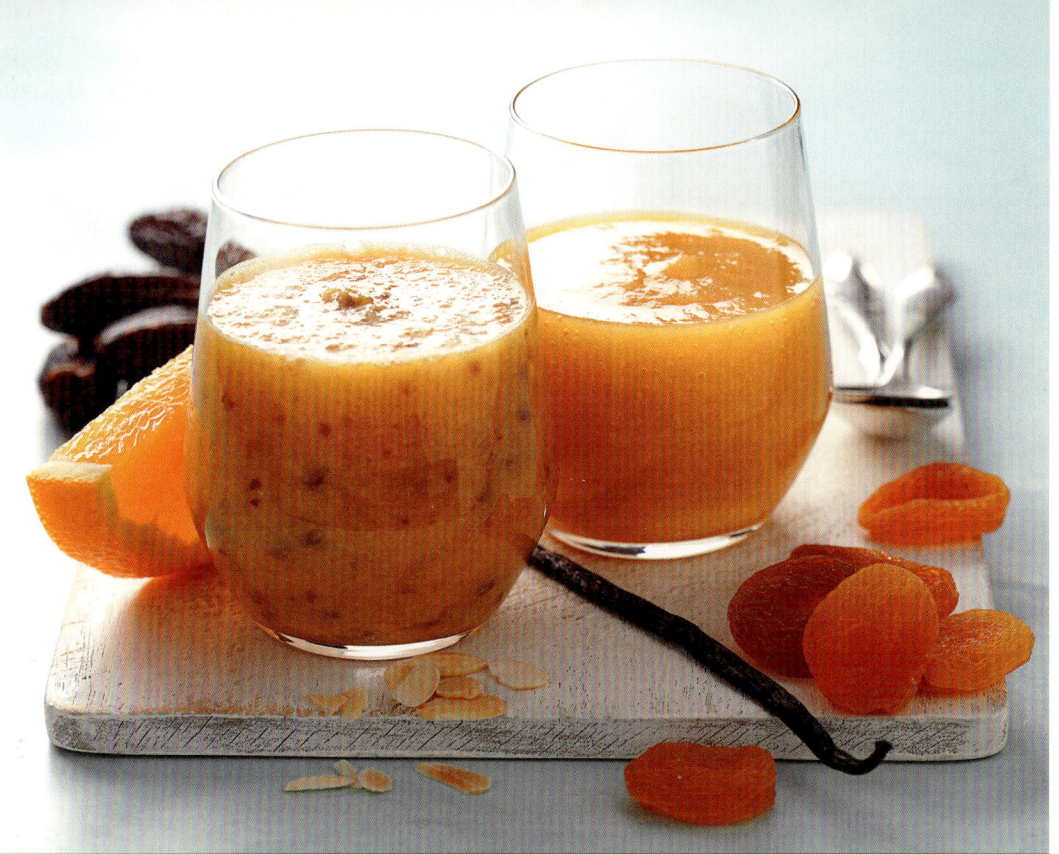

Rezepte für die Testphase

Sie sind nun schon geübt im Kochen mit fruktosearmen Zutaten. Sicher haben Ihre Beschwerden bereits nachgelassen und Sie fühlen sich wieder richtig wohl (falls nicht, lesen Sie bitte ab Seite 68). Nun können Sie nach und nach verschiedene Gemüse mit mittlerem Fruktosegehalt und etwas Obst ausprobieren. Achten Sie bewusst auf deren Verträglichkeit! Selbstverständlich können Sie alle Rezepte aus der Karenzphase weiterhin verwenden und mit den in der Testphase wieder erlaubten Zutaten abwandeln.

Frühstück und Snacks für zwischendurch

Hafer-Amaranth-Bananen-Müsli
Für 1 Portion 3 TL Mandelblättchen | 1 EL kernige Haferflocken | 1 EL gepuffter Amaranth | 150 g Joghurt | ½ Banane

1 Die Mandelblättchen in einer Pfanne ohne Fett goldbraun rösten. Mit den Haferflocken, dem Amaranth und dem Joghurt mischen und einige Minuten quellen lassen. Die Banane in Scheiben schneiden und untermischen.

Aprikosenmus
Für 1 Glas 125 g getrocknete, ungeschwefelte Aprikosen | nach Geschmack Vanille oder Zimt

1 Die Aprikosen mit 150 ml Wasser in ein hohes Gefäß geben und 12 Stunden zugedeckt im Kühlschrank ziehen lassen.
2 Mit dem Pürierstab fein pürieren, mit den Gewürzen abschmecken. In ein Glas füllen und im Kühlschrank aufbewahren.

TIPP: Mischen Sie noch geröstete, gemahlene Mandeln unter.

Bittersüßes Orangen-Dattel-Mandel-Mus
Für 1 Glas 3 Bio-Orangen | 120 g getrocknete Datteln | 45 g Mandelblättchen | Orangenschale, Vanille oder Zimt zum Abschmecken

1 Die Orangen heiß abwaschen. Mit einer feinen Reibe oder einem Zestenreißer die Schale abziehen. Das Fruchtfleisch filetieren (ca. 150 g). Die Datteln klein schneiden.
2 Die Mandelblättchen in einer Pfanne ohne Fett goldgelb rösten.
3 Orangenfilets, Dattelstückchen und Mandelblättchen in einem hohen Gefäß mit dem Pürierstab fein pürieren, Orangenschale und Gewürz untermischen. In ein Glas füllen, im Kühlschrank aufbewahren.

TIPP: Sie können noch geröstete, gemahlene Nüsse oder Mandeln unter das Mus mischen.

TIPP
Ab Seite 84 finden Sie die herzhaften Frühstücksgerichte der Karenzphase. Sie können sie nun auch abwandeln, indem Sie zum Beispiel Gemüsesorten mit mittlerem Fruktosegehalt verwenden, etwa Paprika. Auch die süßen Frühstücksideen und Müslis aus Phase 1 können Sie nun mit kleinen Portionen Obst probieren, wie Apfel, Birne, Beeren oder Nektarine.

TIPP
Statt frischer Tomaten können Sie auch Tomaten aus Glas oder Dose nehmen. Im Winter liefern diese sogar meist mehr wertvolle Nährstoffe und Aroma als die oft wässrige Gewächshausware.

Tomaten-Bruschetta

Für 4 Stück 4 Scheiben Ciabatta | Olivenöl | 2 reife große Tomaten | 1 Knoblauchzehe | 50 g Parmesan oder Grana Padano | ½ Bund Basilikum | Salz | Pfeffer

1 Den Backofen auf 150° vorheizen (Umluft 130°). Die Brotscheiben kurz toasten und mit Olivenöl beträufeln.
2 Die Tomaten vom Strunk befreien, kreuzweise einritzen und mit kochendem Wasser überbrühen. Häuten, halbieren, entkernen und in gleichmäßige, sehr kleine Würfel schneiden.
3 Die Knoblauchzehe schälen, halbieren und fein würfeln, den Käse reiben, das Basilikum abbrausen, trockentupfen, die Blättchen abzupfen und in feine Streifen schneiden. Alles mit den Tomaten mischen, mit Salz und Pfeffer würzen. Auf die Brotscheiben häufen und 10 Minuten im Backofen überbacken.

Warme Gerichte

Eintopf mit Wintergemüse und Reis

Für 4 Portionen 2 Stangen Lauch | 2 Zwiebeln | 3 Kartoffeln | 3 Süßkartoffeln (Bataten) | 2 Möhren | 1 Sellerieknolle | 8 EL Olivenöl | 1 TL Zucker | 2 TL Paprika | Chiliflocken | 1 TL gemahlener Koriander | 2 Lorbeerblätter | Pfeffer | 120 g Reis | 300 ml heiße Gemüsebrühe | 1 Bund glatte Petersilie | Salz

1 Den Lauch längs aufschneiden, gründlich waschen, längs vierteln und in 1 cm breite Streifen schneiden. Das übrige Gemüse waschen, schälen und in etwa 1 cm große Würfel schneiden.
2 Das Öl in einem großen Topf erhitzen, die Zwiebeln darin andünsten. Das übrige Gemüse dazugeben, unter gelegentlichem Rühren 10 Minuten dünsten. Die Gewürze zugeben und kurz mitdünsten.
3 Den Reis und die Gemüsebrühe zugeben, aufkochen und bei geschlossenem Deckel etwa 20 Minuten ausquellen lassen.
4 Inzwischen die Petersilie abbrausen, trockenschütteln, die Blättchen abzupfen und in feine Streifen schneiden. Den Eintopf nochmals abschmecken und mit Petersilie bestreut servieren.

Hokkaido-Suppe mit Kokosmilch und gerösteten Kürbiskernen

Für 4 Portionen 1,5 kg Hokkaidokürbis | 2 Schalotten | 2 Kartoffeln | 2 Möhren | 7 Fäden Safran | 2 EL Olivenöl | 1,5 l heiße Gemüsebrühe ohne Glutamat | 60 g Kürbiskerne | 100 ml Kokosmilch | Salz | Pfeffer aus der Mühle | Kürbiskernöl

1 Den Kürbis waschen, halbieren, von den Kernen befreien und in kleine Stücke schneiden. Die Schalotten und die Kartoffeln schälen, die Möhren mit der Gemüsebürste abbürsten oder schälen und alles ebenfalls in Stücke schneiden.

2 Den Safran in 1 EL heißem Wasser 10 Minuten ziehen lassen.

3 Das Öl im Topf erhitzen und die Schalotten darin goldgelb dünsten. Möhren und Kürbisstücke dazugeben und ebenfalls andünsten. Kartoffeln und Safran samt Einweichwasser zugeben, die heiße Brühe angießen. 20 bis 25 Minuten köcheln.

4 Inzwischen die Kürbiskerne in einer Pfanne ohne Fett rösten.

5 Die Suppe vom Herd nehmen und mit dem Pürierstab glatt pürieren, dann die Kokosmilch hinzufügen und noch mal kurz aufkochen lassen. Falls die Suppe zu dickflüssig ist, noch etwas Brühe zugeben. Mit Salz und Pfeffer würzen.

6 Die Suppe auf Teller verteilen, mit den gerösteten Kürbiskernen und einer Spur Kürbiskernöl servieren.

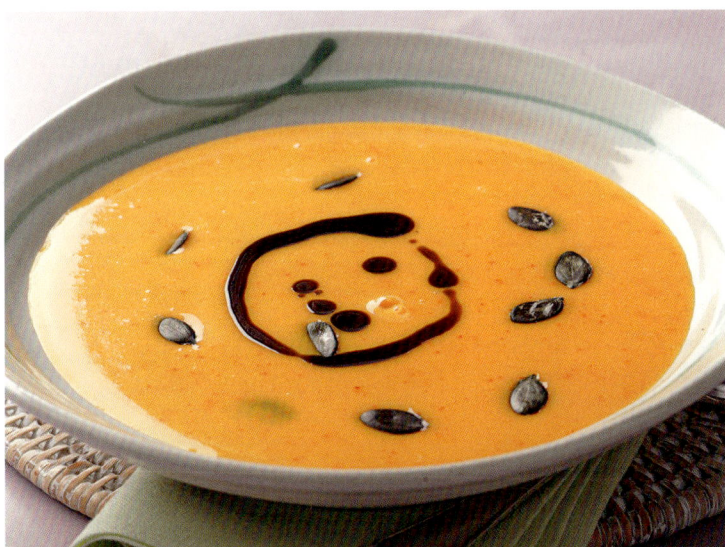

Kürbissuppe mal anders! Nach Belieben können Sie noch frische Kräuter wie Zitronenmelisse oder Koriander darübergeben.

Kohleintopf

Für 4 Portionen 2 Zwiebeln | 1 EL Olivenöl | 400 g Rinderhack-
fleisch | 2 EL Tomatenmark | 1 Packung passierte Tomaten |
1 kleiner Weißkohl | 2 Möhren | 4 Kartoffeln | 2 Lorbeerblätter |
Gemüsebrühe | Salz | Pfeffer aus der Mühle | Chiliflocken

1 Die Zwiebeln schälen und fein würfeln, in einem großen Topf im
Olivenöl andünsten. Das Hackfleisch zugeben und anbraten. Tomatenmark und Tomaten zufügen und etwas köcheln lassen.

2 Inzwischen den Kohl von äußeren Blättern und Strunk befreien,
in mundgerechte Stücke schneiden. Die Möhren waschen und in
dünne Scheiben schneiden. Die Kartoffeln schälen und würfeln.

3 Gemüse und Lorbeerblätter in den Topf geben, den Deckel auflegen und alles in etwa 20 Minuten gar köcheln. Mit Salz, Pfeffer
und Chiliflocken würzen.

Rote Linsensuppe (Dal)

Dal ist ein wichtiges Gericht
der indischen Küche. Würzen
Sie es mit frischen Kräutern.

Für 4 Portionen 2 Zwiebeln | 1 Dose Tomaten (400 g) | 2 EL Oli-
venöl | 200 g rote Linsen | 1 l Gemüsebrühe | Pfeffer | gemahle-
ner Kreuzkümmel | gemahlener Koriander | Chiliflocken

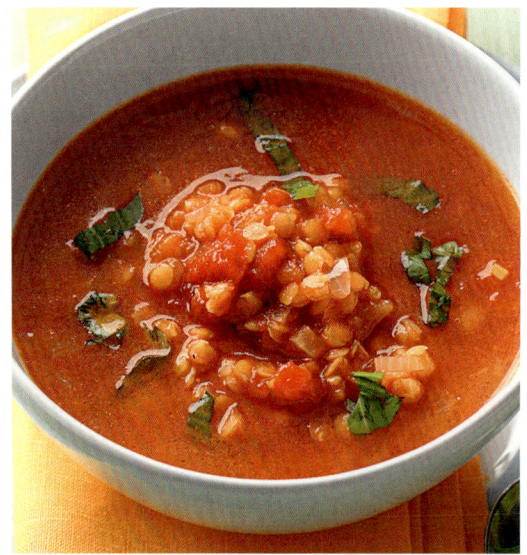

1 Die Zwiebeln schälen und fein würfeln. Die
Tomaten abtropfen lassen, ebenfalls fein würfeln, den Saft auffangen. Das Öl in einem großen Topf erhitzen, die Zwiebeln darin glasig
dünsten. Die Tomaten mitsamt dem Tomaten-
saft zugeben.

2 Die Linsen in einem Sieb kalt abspülen und
in den Topf geben. Kurz aufkochen, den Deckel
auflegen und die Suppe ca. 15 Minuten köcheln.
Anschließend den Topf vom Herd nehmen und
die Suppe pikant würzen.

TIPP: Dazu wird traditionell frisches Brot ge-
reicht. Ein Rezept für knuspriges Weißbrot finden Sie auf Seite 98.

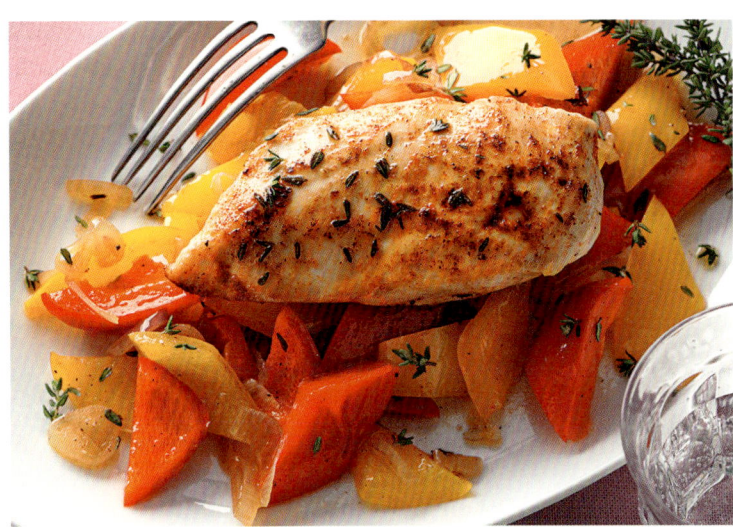

Zu dem zarten Fleisch und dem würzigen Gemüse passt am besten frisch gebackenes Brot (siehe Rezepte Seite 98).

Hähnchenfilets mit Paprikagemüse

Für 4 Portionen 600 g Hähnchenfilets | 2 EL Olivenöl | 1 TL Thymian | 1 TL Paprikapulver | 4 Schalotten | 400 g rote Paprika | 400 g gelbe Paprika | 250 ml Gemüsefond | Salz | frisch gemahlener Pfeffer | 2 EL Aceto balsamico

1 Die Hähnchenfilets waschen und trockentupfen. 1 EL Öl mit Thymian und Paprikapulver verrühren, das Fleisch damit rundherum bestreichen und zugedeckt in den Kühlschrank stellen.

2 Die Schalotten schälen, längs halbieren und in Streifen schneiden. Die Paprika waschen, vierteln, putzen und in mundgerechte Stücke schneiden.

3 Eine beschichtete Pfanne erhitzen und die Hähnchenfilets darin bei mittlerer Hitze in 8 bis 10 Minuten rundherum goldbraun anbraten. Herausnehmen, salzen, pfeffern, in Alufolie wickeln und im Backofen bei 100° warm halten.

4 Inzwischen das restliche Öl in einem großen Topf erhitzen. Die Schalotten darin andünsten, Paprika zugeben und 5 Minuten mitdünsten. Mit dem Fond ablöschen und das Gemüse noch etwa 10 Minuten bei mittlerer Hitze schmoren. Mit Salz, Pfeffer und Balsamico abschmecken. Mit den Hähnchenfilets anrichten.

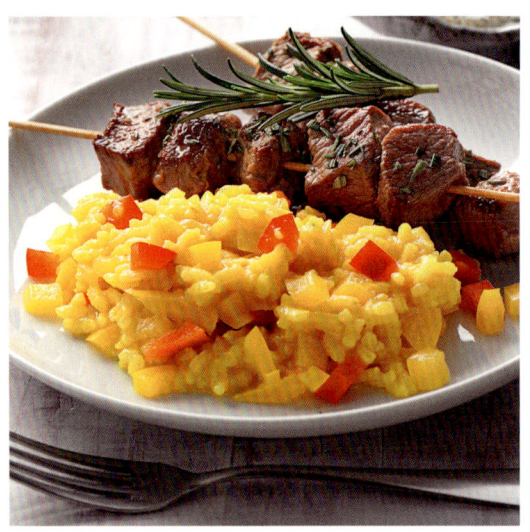

Das Risotto mit Spießchen weckt sommerliche Gefühle und Urlaubserinnerungen.

Buntes Paprika-Risotto mit Lammspießchen

Für 4 Portionen 1 Schalotte | 2 rote Paprikaschoten | 2 gelbe Paprikaschoten | 4 EL Olivenöl | 300 g Risottoreis (z. B. Arborio oder Carnaroli) | ½ Glas trockener Weißwein (ersatzweise Gemüsebrühe) | etwa 750 ml heiße Gemüsebrühe | ½ TL gemahlener Curcuma (Gelbwurz) | 500 g Lammlachse | Salz | frisch gemahlener Pfeffer | 1 frischer Zweig Rosmarin | Parmesan nach Belieben

1 Die Schalotte schälen und fein würfeln. Die Paprika waschen, halbieren, putzen, fein würfeln und beiseite stellen.

2 2 EL Olivenöl in einem Topf erhitzen und die Schalottenwürfel darin glasig andünsten. Den Reis zugeben und einige Minuten mitdünsten. Mit Weißwein oder Brühe ablöschen und bei geringer Hitze köcheln lassen.

3 Sobald die Flüssigkeit verdampft ist, so viel heiße Gemüsebrühe aufgießen, dass der Reis vollständig bedeckt ist. Den Curcuma unterrühren. Diesen Vorgang so lange wiederholen, bis der Reis gar ist, im Kern aber noch etwas Biss hat.

4 5 Minuten vor dem Ende der Garzeit die vorbereiteten Paprikawürfel unterrühren.

5 Inzwischen die Lammlachse waschen, trockentupfen, in Würfel schneiden, auf 4 Holzspieße stecken, salzen und pfeffern.

6 Das restliche Olivenöl in einer großen Pfanne erhitzen und die Spieße darin 8 bis 10 Minuten rundum braten. Rosmarinnadeln abzupfen, hacken und über die Spieße streuen. Auf dem Risotto anrichten und nach Belieben Parmesan dazu reichen.

TIPP: Anstelle der Holzspieße können Sie auch Rosmarinstängel verwenden, die den Spießchen noch mehr feines Aroma geben. Dafür die Rosmarinblättchen abstreifen, an der Spitze einige Blättchen stehen lassen und die Stängel unten schräg anschneiden.

Tagliatelle mit Butternutkürbis-Sauce

Für 4 Portionen 1,5 kg Butternutkürbis | 2 Knoblauchzehen |
3 EL Olivenöl | Salz | 1 TL Thymian | 400 g Tagliatelle | 4 EL
Sahne oder Soja-Sahne | 400 ml heißer Gemüsefond | frisch
gemahlener Pfeffer | Parmesan am Stück

1 Den Backofen auf 200° vorheizen (Ober- und Unterhitze).
2 Den Kürbis waschen, halbieren, von den Kernen befreien, schälen und in kleine Würfel schneiden. Den Knoblauch schälen und
sehr fein würfeln.
3 Kürbis und Knoblauch mit dem Öl, 1 TL Salz und dem Thymian in
einer Schüssel gründlich mischen. Ein Backblech mit Backpapier
auslegen und die Kürbismischung darauf verteilen. Im heißen Oben
ca. 30 Minuten backen, bis der Kürbis goldbraun und weich ist.
4 Inzwischen die Nudeln in reichlich Salzwasser bissfest kochen.
5 Die Kürbiswürfel mit dem heißen Gemüsefond in einen Topf
geben und mit dem Pürierstab fein pürieren, die Sahne unterziehen. Mit Salz und Pfeffer kräftig würzen.
6 Die Nudeln mit der Sauce mischen und servieren. Bei Tisch den
Käse frisch über die Nudeln hobeln oder reiben.

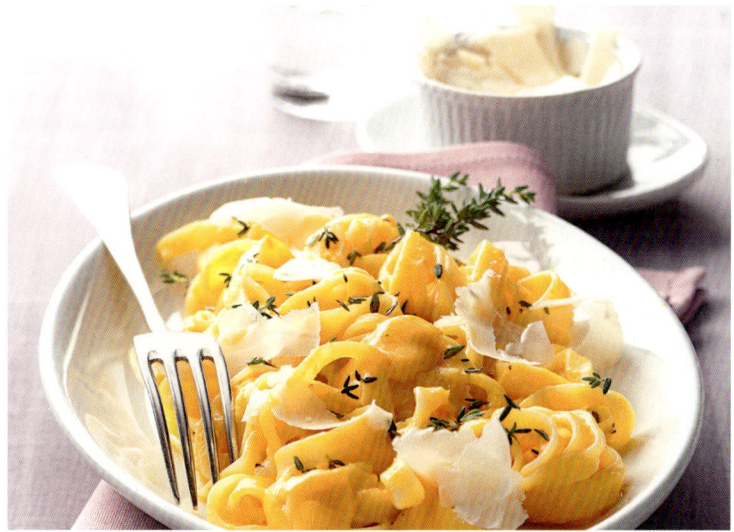

Butternutkürbis schmeckt,
wie sein Name klingt: zart-
schmelzend und süß-cremig.

Hähnchen-Saltimbocca mit Ofenkartoffeln

Für 4 Portionen 40 g Butter | 12 mittelgroße Kartoffeln | 4 EL Olivenöl | 1 EL Sesamsamen | Salz | Pfeffer | 4 Hähnchenbrustfilets à 150 g | 4 Scheiben Parmaschinken | 8 Blätter Salbei | 125 ml trockener Marsala oder Geflügelfond | außerdem: 8 Zahnstocher

1 Die Butter in dünne Scheiben schneiden und ins Gefrierfach stellen. Den Backofen auf 220° (Umluft 200°) vorheizen.

2 Die Kartoffeln schälen und längs vierteln. Mit 1 EL Olivenöl, den Sesamsamen, dem Salz und dem Pfeffer in einer Schüssel gut durchschütteln, bis die Gewürze und der Sesam gleichmäßig um die Kartoffeln verteilt sind.

3 Die Kartoffeln auf ein mit Backpapier ausgelegtes Blech legen und im vorgeheizten Ofen in 25 bis 30 Minuten goldbraun backen.

4 Inzwischen die Hähnchenbrustfilets waschen, trockentupfen, längs halbieren und zwischen zwei Lagen Folie vorsichtig plattklopfen. Auf jedes Stück ½ Scheibe Schinken legen, darauf je 1 Salbeiblatt mit einem Zahnstocher feststecken. Das Fleisch rundum salzen und pfeffern.

5 Das restliche Öl in einer großen Pfanne erhitzen, die Saltimbocca bei mittlerer Hitze von jeder Seite etwa 4 Minuten goldbraun braten, herausnehmen und warm stellen.

Saltimbocca bedeutet »Spring in den Mund«, und genau so lecker sind die italienischen Schnitzelchen – im Original übrigens aus Kalbsschnitzel statt Hähnchenbrust. Probieren Sie es aus, wenn Sie zarte Kalbsschnitzel bekommen.

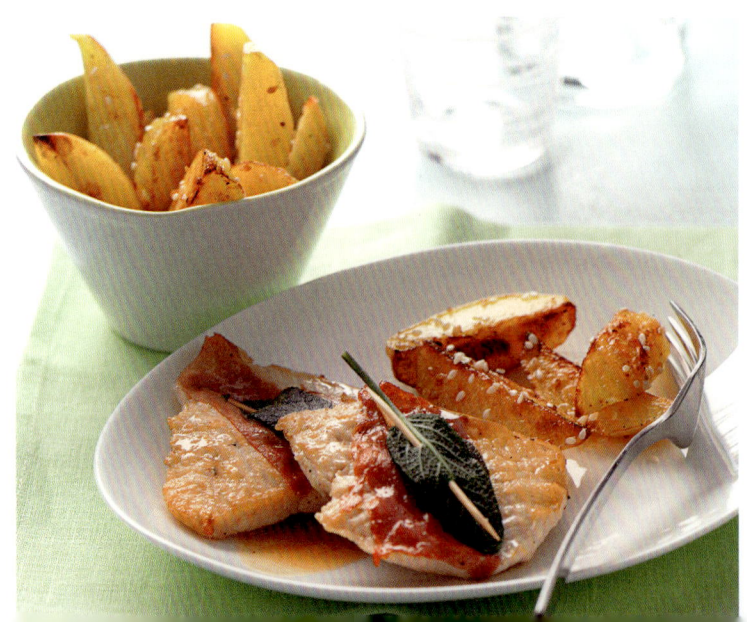

6 Den Bratsatz mit Marsala oder Fond ablöschen und auf die Hälfte reduzieren. Mit Salz und Pfeffer würzen. Die eiskalten Butterscheibchen in die Pfanne geben und in der Sauce schwenken, bis diese leicht gebunden hat.

7 Die Kartoffeln aus dem Ofen nehmen, das Fleisch auf einer Platte anrichten, die Sauce darübergeben und zusammen mit den Kartoffeln auf Tellern anrichten.

Kalte Gerichte

Bunter Bauernsalat mit Fetakäse

Für 4 Portionen 2 Römersalatherzen | 1 Salatgurke | 1 gelbe Paprika | 200 g Kirschtomaten | 1 Bund Frühlingszwiebeln | 50 g schwarze Oliven | 300 g Fetakäse | ½ Bund glatte Petersilie | 2 EL Weißweinessig | 4 El Olivenöl | Salz | frisch gemahlener schwarzer Pfeffer

1 Den Salat putzen, waschen, trockenschleudern und grob zerpflücken. Die Gurke und die Paprika waschen, längs halbieren, putzen und von den Kernen befreien. Die Gurke in Scheiben, die Paprika in Streifen schneiden. Die Tomaten waschen und halbieren, die Frühlingszwiebeln putzen und in dünne Ringe schneiden. Die Oliven halbieren. Den Schafskäse in kleine Würfel schneiden.

Diesem leuchtend bunten, knackig-würzigen Salat kann niemand widerstehen.

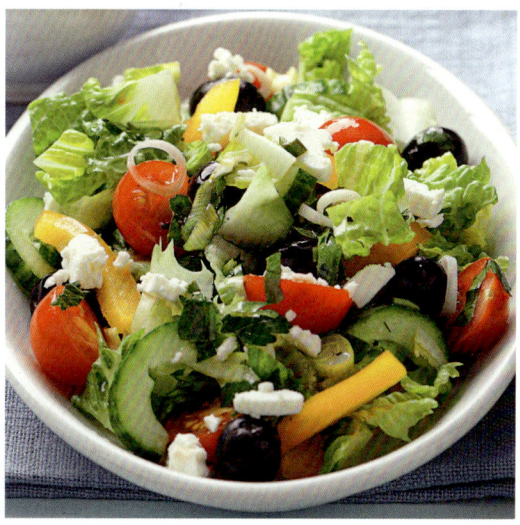

2 Die Petersilie abbrausen und trockenschütteln, die Blättchen von den Stielen zupfen und in feine Streifen schneiden.

3 Den Essig gut mit dem Olivenöl verrühren, mit Salz und Pfeffer würzen und die Petersilie untermischen.

4 Die vorbereiten Salatzutaten mischen, die Vinaigrette daruntermischen, kurz durchziehen lassen und servieren.

TIPP: Dazu passt frisches Weißbrot – am besten Selbstgebackenes (siehe Seite 98).

Farmersalat

Für 4 Portionen 150 g Joghurt | 4 EL Mayonnaise | 1 TL Senf | 400 g Knollensellerie | 400 g Möhren | Salz | frisch gemahlener schwarzer Pfeffer

1 Den Joghurt, die Mayonnaise und den Senf in einer Salatschüssel mit dem Schneebesen zu einem cremigen Dressing verrühren. Mit Salz und Pfeffer würzen.

2 Den Sellerie schälen, die Möhren mit der Gemüsebürste unter fließendem kaltem Wasser abbürsten oder ebenfalls schälen. Sellerie und Möhren nach Geschmack fein oder grob raspeln. Das Gemüse sofort mit dem Dressing mischen.

3 Den Salat nochmals mit Salz und Pfeffer abschmecken.

TIPP: Statt fertige Mayonnaise zu verwenden, können Sie auch ein weich gekochtes Ei mit etwas Schmant oder Sahne pürieren und mit etwas Salz würzen.

Tomatensalat

Für 4 Portionen 3 EL Rapskernöl | 1 EL heller Aceto balsamico | Salz | frisch gemahlener schwarzer oder weißer Pfeffer | 300 g Kirschtomaten | 100 g Staudensellerie (für diesen Salat die hellen inneren Stangen verwenden) | 5 Stängel glatte Petersilie

1 Für das Dressing das Rapskernöl mit dem Essig verrühren, mit Salz und Pfeffer würzen.

2 Die Tomaten von den Stielen zupfen, waschen, halbieren und die Stielansätze herausschneiden. Den Staudensellerie waschen, harte Enden abschneiden und die Stangen in hauchfeine Scheiben schneiden oder hobeln. Die Petersilie abbrausen, trockentupfen, die Blättchen abzupfen und in sehr feine Streifen schneiden. Alles mit dem Dressing mischen.

3 Nochmals mit Salz und Pfeffer abschmecken.

TIPP: Der Salat schmeckt natürlich auch mit anderen frischen Kräutern wie Basilikum, Kerbel oder Minze.

TIPP
Beide Salate auf dieser Seite eignen sich wunderbar zum Mitnehmen ins Büro, zusammen mit ein paar Scheiben Vollkornbrot. Stellen Sie den Salat dort bis zum Essen kühl. Gehen Sie zur Mittagspause raus an die frische Luft statt in die Kantine, wenn das Wetter es erlaubt. So tanken Sie neue Energie und haben den Kopf frei für die zweite Tageshälfte.

Paprikamus

Für 4 Portionen 750 g rote Paprika | 125 g Aubergine | 1 Möhre |
½–1 frische Chilischote | 1 Knoblauchzehe | 75 ml Olivenöl |
75 g Tomatenmark | 1 TL Salz | frisch gemahlener schwarzer oder
weißer Pfeffer | Essig oder Zitronensaft

1 Den Backofen auf 220° vorheizen. Die Paprika waschen, abtrock-
nen, halbieren, putzen und mit der Hautseite nach oben auf ein mit
Backpapier ausgelegtes Blech legen. Im heißen Ofen backen, bis
die Haut dunkel wird und Blasen wirft.
2 Die Paprika aus dem Ofen nehmen und mit feuchtem Küchenpapier abdecken. Kurze Zeit stehen lassen, dann die Haut abziehen
und das Fruchtfleisch in Stücke schneiden.
3 Die Aubergine schälen und das Fruchtfleisch in Würfel schneiden. Die Möhre schälen oder mit der Gemüsebürste abbürsten, fein
würfeln oder raspeln. Die Chilischote entkernen und fein hacken.
Den Knoblauch schälen und hacken.
4 Die Hälfte des Olivenöls in einem Topf erhitzen, das Gemüse
darin schmoren. Mit dem Tomatenmark und dem restlichen Olivenöl zu einem feinen Mus pürieren. Bei Bedarf noch etwas einkochen
lassen. Mit Salz, Pfeffer und Essig oder Zitronensaft würzen.

TIPP: Das Paprikamus passt wunderbar zu kurzgebratenem oder
gegrilltem Fleisch oder einfach aufs Brot. Sie können das Mus noch
mit etwas gehacktem Rosmarin verfeinern.

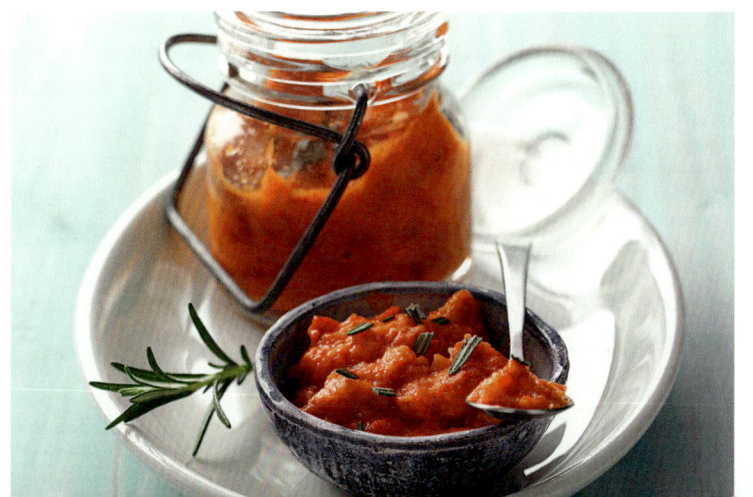

Frisch gebackenes Weißbrot
(siehe Seite 98), das würzige
Paprikamus und ein paar
frische Salatblättchen – mehr
braucht es nicht für eine
genussvolle Mahlzeit.

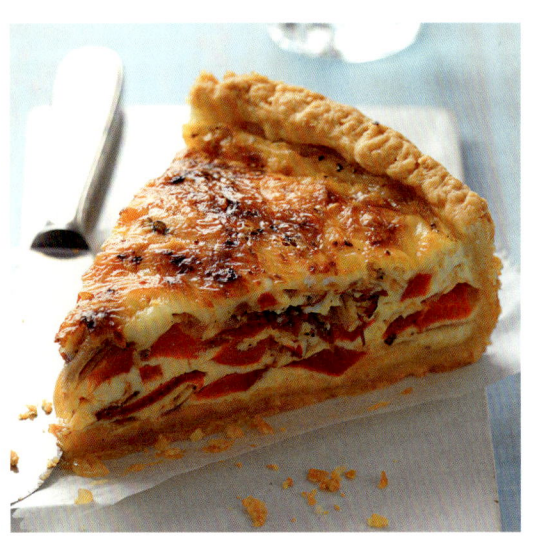

Der leckere Speck-Kuchen schmeckt auch mit Zucchini. Dazu passt grüner Salat.

Herzhaftes Gebäck

Paprika-Speck-Kuchen

Für 4 Portionen 125 g eiskalte Butter | 125 g Frischkäse | ½ TL Salz | 200 g Mehl, Type 550 | 2 rote Paprikaschoten | 1 große Zwiebel | 2 Knoblauchzehen | 2 getrocknete Tomaten | 50 g Frühstücksspeck | 150 g Greyerzer Käse | 4 Eier | 200 g Sahne | Salz | 1 TL Paprikapulver | Pfeffer | Chiliflocken | 3 EL Semmelbrösel | etwas Mehl zum Kneten | Butter für die Form

1 Die Butter würfeln, mit dem Frischkäse, dem Salz und dem Mehl zügig zu einem Teig verarbeiten. Kneten Sie nur so lange wie nötig, es sollen noch winzige Butterflöckchen erkennbar sein, damit das Gebäck schön luftig und blättrig wird.

2 Eine Springform (26 cm) mit Butter auspinseln. Den Teig in die Form drücken, einen Rand hochziehen. Mehrmals mit einer Gabel einstechen, mit Folie abdecken, 15 bis 30 Minuten kühl stellen.

3 Den Backofen auf 190° (Umluft 170°) vorheizen. Die Paprika waschen, vierteln, putzen, in Streifen schneiden. Die Zwiebel schälen, vierteln und ebenfalls in Streifen schneiden. Den Knoblauch schälen, halbieren und wie die getrockneten Tomaten fein würfeln.

4 Den Speck in feine Streifen schneiden, in einer großen Pfanne in 1 EL Olivenöl anbraten. Das vorbereitete Gemüse zugeben. Alles 4 bis 5 Minuten dünsten und etwas abkühlen lassen.

5 Den Greyerzer Käse grob reiben. Die Eier mit der Sahne verquirlen und mit 1 Prise Salz, dem Paprikapulver, dem Pfeffer und den Chiliflocken pikant würzen.

6 Den Teig mit den Semmelbröseln bestreuen, Gemüse und Käse darauf verteilen, die Eiersahne über einem umgedrehten Esslöffel vorsichtig darübergießen. Auf der zweiten Schiene von unten etwa 40 Minuten backen, bis der Rand goldgelb und die Füllung gestockt ist. 5 bis 10 Minuten im ausgeschalteten Ofen ruhen lassen.

Desserts und Kuchen

Zimtäpfel mit Joghurtcreme
Für 4 Portionen 600 g Naturjoghurt | 3 kleine Äpfel ⊤ 20 g Traubenzucker | ½ TL Zimt | 4 EL Mandelblättchen | ½ Vanilleschote | 3 EL Zucker

1 Den Backofen auf 180° (Umluft 160°) vorheizen.

2 Den Joghurt in ein sauberes Tuch geben und über einem Sieb abtropfen lassen.

3 Die Äpfel schälen, vierteln, das Kerngehäuse entfernen. Traubenzucker und Zimt in einer Schüssel mischen. Die Äpfel dazugeben, gut durchschütteln, bis sie gleichmäßig mit der Traubenzucker-Zimt-Mischung überzogen sind. Die Äpfel auf einem mit Backpapier ausgelegten Backblech auslegen und 10 bis 15 Minuten im Ofen schmoren. Die Äpfel sollen nicht zu weich werden.

4 Die Mandelblättchen in einer Pfanne ohne Fett goldgelb rösten und beiseite stellen. Das Mark der Vanilleschote herauskratzen und mit dem Zucker unter den Joghurt rühren.

5 Die Äpfel quer in Scheiben schneiden, einige beiseite legen. Die übrigen auf 4 Dessertgläser verteilen. Die Joghurtcreme einfüllen und mit Apfelscheiben garnieren. 1 bis 2 Stunden kalt stellen.

6 Die Mandelblättchen auf den Desserts verteilen und servieren.

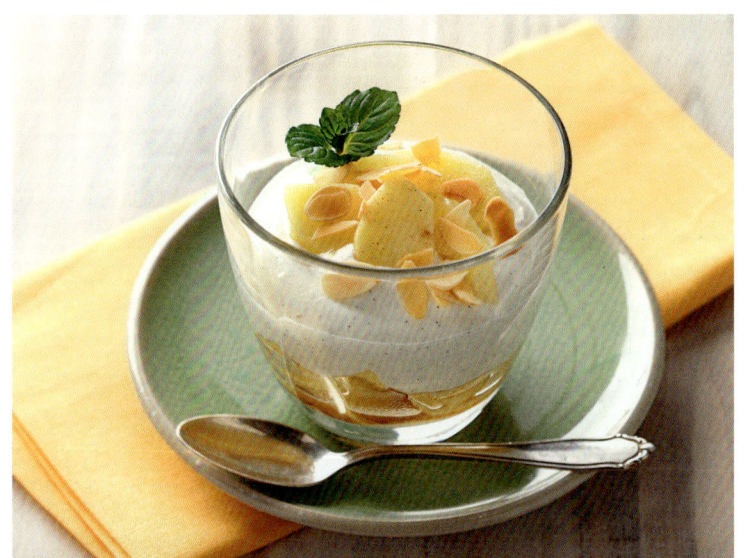

Ein frisches, feines Dessert, das sich auch für Gäste gut eignet. Garnieren Sie es nach Belieben mit frischen, zarten Blättchen von Zitronenmelisse oder Minze.

Dieser traumhaft zarte Kuchen schmeckt auch mit Apfel- oder Birnenspalten sehr gut, die allerdings etwas mehr Fruktose liefern.

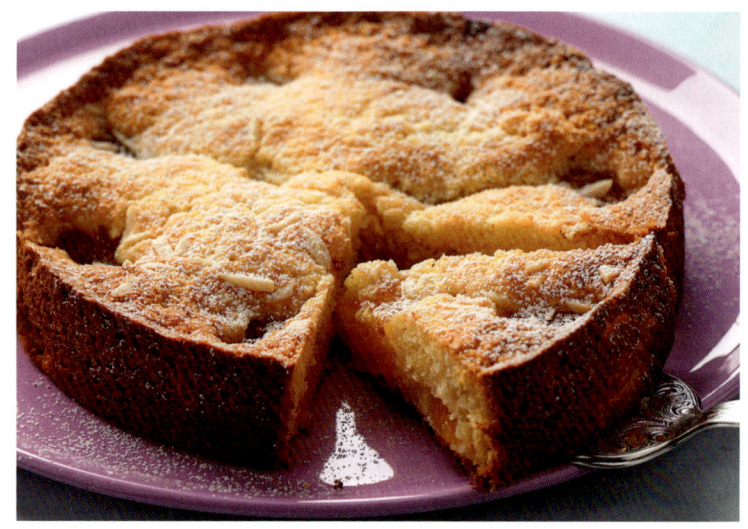

Versunkener Aprikosenkuchen

Für 12 bis 16 Stücke 500 g frische Aprikosen | 2 Eier (Größe M) | 150 g Zucker | 150 g Butter | 1 Vanillezucker | 1 Prise Salz | abgeriebene Schale von 1 Bio-Zitrone | 5 EL Sahne | 150 g Mehl, Type 550 | 1 TL Weinsteinbackpulver | 40 g Mandelstifte | 2 EL Aprikosenkonfitüre | Butter für die Form | Puderzucker zum Bestäuben

1 Den Backofen auf 175° Ober- und Unterhitze vorheizen.

2 Die Aprikosen halbieren und vom Kern befreien. Die Eier trennen. Die Eiweiße mit 50 g Zucker schnittfest schlagen, kühl stellen.

3 Die Butter, den restlichen Zucker, den Vanillezucker, die Eigelbe mit dem Salz und der Zitronenschale schaumig rühren. Die Sahne, das Mehl und das Backpulver unterrühren. Den Eischnee und die Hälfte der Mandelstifte unter den Teig heben.

4 Eine Springform (26 cm) mit Butter auspinseln, den Teig hineinfüllen und glatt streichen. Die Aprikosen mit der Schnittfläche nach oben darauflegen, in die Kernmulde je einen Klecks Konfitüre geben. Den Kuchen mit den restlichen Mandelstiften bestreuen.

5 Den Kuchen auf der zweiten Schiene von unten etwa 45 Minuten backen. Nach der Hälfte der Backzeit evtl. mit Backpapier abdecken.

6 Auf einem Gitter auskühlen lassen, mit Puderzucker bestäuben.

Mandelkuchen

Für 12 bis 16 Stücke 100 ml Milch | 1 Pck. Backpulver |
100 g Butter | 450 g Weizenmehl | 200 g gemahlene Mandeln |
125 g brauner Zucker | 5 EL Honig | 3 EL Aprikosenmarmelade |
2 EL halbierte Mandeln | Butter für die Form

1 Den Backofen auf 180° Ober- und Unterhitze vorheizen. Eine
Springform (26 cm Durchmesser) mit Butter einpinseln.
2 Die Milch in einem Topf mit dem Backpulver erwärmen. Die Butter schmelzen. Das Mehl in eine Schüssel sieben, mit den Mandeln
mischen, in die Mitte eine Mulde drücken. Die Butter, den Zucker,
den Honig und die Milch zugeben. Alles gut verkneten.
3 Den Teig zu einem Kranz formen, in die vorbereitete Springform
legen und ca. 40 Minuten im Ofen backen. Kurz auskühlen lassen,
aus der Form lösen und auf ein Kuchengitter setzen.
4 Die Marmelade in einem Topf erwärmen, bis sie flüssig ist, und
auf den Kuchen streichen. Mit den Mandeln verzieren.

Mandelkekse

Für ca. 70 Kekse 450 g geschälte Mandeln | 5 Eiweiß von Eiern
Größe M | 1 TL Zitronensaft | 150 g Puderzucker | ½ TL Zimt

Die Mandelkekse können
Sie in einer Blechdose aufbewahren und zur Kaffee-
pause hervorzaubern.

1 Den Ofen auf 120° (Umluft 100°) vorheizen.
2 Die Mandeln in einer Pfanne ohne Fett goldgelb rösten. Die Hälfte fein, je ein Viertel mittel-
fein und grob hacken. Die Eiweiße mit dem Zitronensaft sehr steif schlagen. Den Puderzucker
unter ständigem Rühren langsam zufügen.
3 Den Zimt mit den Mandeln mischen, portions-
weise unter die Baisermasse heben. Ein Backblech mit Backpapier auslegen und je 1 TL Man-
delbaiser im Abstand von ca. 2 cm darauf setzen.
4 Die Kekse im vorgeheizten Ofen 40 Minuten
trocknen lassen, dann die Temperatur auf 190°
(Umluft 170°) erhöhen und weitere 5 Minuten
backen, bis sie leicht gebräunt sind.

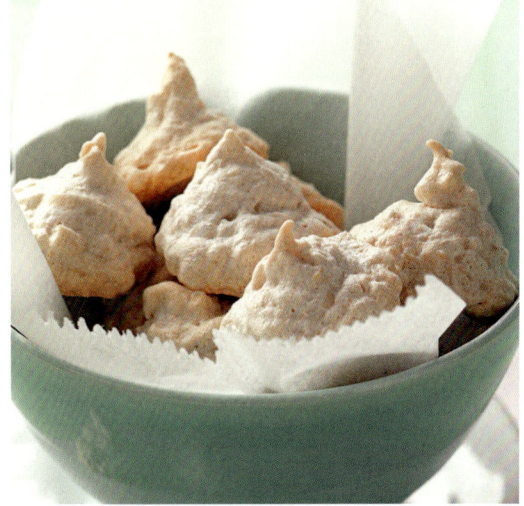

Bücher, die weiterhelfen

Beglinger, Prof. Dr. Christoph/Degen, Lukas/
Fried, Michael: **Funktionelle Erkrankungen
des Magen-Darm-Traktes.** Uni-Med

Hofele, Karin: **Richtig einkaufen bei Laktose-
Intoleranz. Für Sie bewertet: über 900 Fertigprodukte und Lebensmittel.** Trias

Schleip, Thilo/Kedzierski, Isabelle:
**Köstlich essen bei Histamin-Intoleranz.
Unverträgliche Lebensmittel zuverlässig
meiden.** Trias

BÜCHER AUS DEM GRÄFE UND UNZER VERLAG, MÜNCHEN

Bohlmann, Friedrich: **Allergenarm genießen**

Carlsson, Sonja/Saager, Ilka: **Backen ohne
Milch und Ei**

Despeghel-Schöne, Michael/Heufelde, Armin:
Ran an den Bauch!

Elmadfa, Prof. Dr. I./Aign, W./Muskat, Prof.
Dr. E./Fritzsche, D.: **Die große GU Nährwert-
Kalorien-Tabelle**

Elmadfa, Prof. Dr. I./Fritzsche, D./Muskat,
Prof. Dr. E.: **E-Nummern und Zusatzstoffe**

Elmadfa, Prof. Dr. I/Meyer, Dr. Alexa L.:
Ballaststoffe

Fritzsche, Doris: **Histamin-Intoleranz**

Fritzsche, Doris: **Laktose-Intoleranz**

Fritzsche, Doris: **Nahrungsmittel-Intole-
ranzen – beschwerdefrei genießen**

Hainbuch, Friedrich: **Progressive Muskelent-
spannung – Körperliche und seelische
Spannungen lösen**

Kamp, Anne/Schäfer, Christiane: **Gesund
essen – Fruktosearm genießen**

Langen, Prof. Dr. Dietrich: **Autogenes Training**

Mannschatz, Marie: **Meditation – mehr
Klarheit und innere Ruhe**

Marquardt, Trudel/Lanzenberger, Britta-Marei:
Gesund essen – glutenfrei genießen

Maus, Simone/Lanzenberger, Britta-Marei:
Gesund essen bei Laktoseintoleranz

Mertens, Wilhelm/Oberlack, Helmut: **Qigong –
entspannt, gelassen und hellwach**

Pfeiffer, Dr. med. Amrei: **Magen und Darm
natürlich behandeln**

Reitz, Sonja: **Seelische Beschwerden –
körperliche Ursachen**

Schaenzler, Dr. med. Nicole/Koppenwallner,
Dr. Christoph: **Quickfinder Symptome –
Was steckt hinter meinen Beschwerden?**

Schaenzler, Dr. med. Nicole/Riker, Dr. med. Ulf:
Medizinische Fachbegriffe

Schleip, Thilo/Hoffbauer, Dr. med. Gabi:
Reizdarm

Trökes, Anna: **Yoga zum Entspannen**

Vormann, Jürgen/Wiedemann, Christina:
Der Lebensmittel-IQ. Genial gesund essen

Adressen, die weiterhelfen

aid infodienst Verbraucherschutz, Ernährung, Landwirtschaft e. V.

Heilsbachstraße 16, 53123 Bonn
www.aid.de/www.was-wir-essen.de
Informationen aus Wissenschaft und Praxis,
verständlich aufbereitet

Deutscher Allergie- und Asthmabund e. V. (DAAB)

Fliethstraße 114, 41061 Mönchengladbach
www.daab.de
Ernährungs- und viele weitere Infos bei
Allergien und Intoleranzen

Deutsche Gesellschaft für Ernährung e.V.

Godesberger Allee 18, 53175 Bonn
www.dge.de
Infos zu Ernährung und Suchfunktion zu
Ernährungsberater/innen in Ihrer Nähe

QUETHEB – Institut für Qualitätssicherung in der Ernährungstherapie und -beratung e. V.

Schloßplatz 1, 83410 Laufen
www.quetheb.de
Tipps zur Ernährung, Suchfunktion nach
Ernährungsberater/innen in Ihrer Nähe

VDD – Verband der Diätassistenten Deutscher Bundesverband e. V.

Susannastraße 1, 45136 Essen
www.vdd.de
Ernährungstipps, Adressen von Diätassistenten
(unter »Verbraucherinfos«)

Verband der Oecotrophologen e. V. (VDOE)

Reuterstraße 161, 53113 Bonn
www.vdoe.de
Gezielte Suche nach Ernährungsberater/innen in
Ihrer Nähe (unter »VDOE-Expertenpool«)

Österreichische Gesellschaft für Ernährung

Zimmermanngasse 3, A-1090 Wien
www.oege.at
Praktische Infos rund um die Ernährung, Suchfunktion zu Ernährungsexperten in Ihrer Nähe

Verband der Diätologen Österreichs

Grüngasse 9/Top 20, A-1050 Wien
www.diaetologen.at
Informationen zu Ernährung und Gesundheit
sowie Suchfunktion »Diätologensuche«

Schweizerischer Verband dipl. Ernährungsberater/innen (SVDE)

Postgasse 17, CH-3000 Bern 8
www.svde-asdd.ch
Ausführliche Liste der frei praktizierenden
Ernährungsberater/innen in der Schweiz

Schweizerische Gesellschaft für Ernährung (SGE)

Schwarztorstraße 87, CH-3001 Bern
www.sge-ssn.ch
Infos rund um gesunde Ernährung

www.lecker-ohne.de

Rezepte, Tipps und Foren zu verschiedenen
Unverträglichkeiten und Erkrankungen

Sachregister

Rezeptregister

Impressum

Projektleitung: Sarah Fischer

Lektorat: Barbara Kohl

Bildredaktion: Caroline Davis

Layout: independent Medien-Design, Horst Moser, München

Herstellung: Petra Roth

Satz: Uhl + Massopust, Aalen

Reproduktion: Repro Ludwig, Zell am See

Druck: Firmengruppe APPL, aprinta druck, Wemding

Bindung: Firmengruppe APPL, sellier druck, Freising

ISBN 978-3-8338-1775-5

1. Auflage 2011

Bildnachweis

Rezepte (Cover, Innenteil und U4 li.):
Kramp + Gölling Fotodesign, Hamburg
Weitere Fotos:
Corbis: S. 25, S. 28/29, S. 38, S. 50; Getty: S. 6/7, S. 8, S. 14, S. 58, U4; Masterfile: S. 3, S. 68; Plainpicture: U2/S. 1; Stockfood: S. 2, S. 30, S. 74/75, S. 76

Illustrationen: Ingrid Schobel: S. 19
Detlef Seidensticker: S. 15, S. 20, S. 42

Syndication: www.jalag-syndication.de

Umwelthinweis

Dieses Buch ist auf PEFC-zertifiziertem Papier aus nachhaltiger Waldwirtschaft gedruckt. Um Rohstoffe zu sparen, haben wir auf Folienverpackung verzichtet.

Wichtiger Hinweis

Die Gedanken, Methoden und Anregungen in diesem Buch stellen die Meinung bzw. Erfahrung der Verfasserin dar. Sie wurden von der Autorin nach bestem Wissen erstellt und mit größtmöglicher Sorgfalt geprüft. Sie bieten jedoch keinen Ersatz für persönlichen kompetenten medizinischen Rat. Jede Leserin, jeder Leser ist für das eigene Tun und Lassen auch weiterhin selbst verantwortlich. Weder Autorin noch Verlag können für eventuelle Nachteile oder Schäden, die aus den im Buch gegebenen praktischen Hinweisen resultieren, eine Haftung übernehmen.

Die GU-Homepage finden Sie im Internet unter www.gu.de

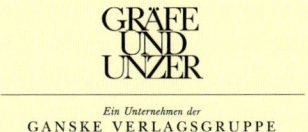

GRÄFE
UND
UNZER

Ein Unternehmen der
GANSKE VERLAGSGRUPPE

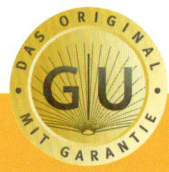

Unsere Garantie

Mit dem Kauf dieses
Buches haben Sie sich für
ein Qualitätsprodukt ent-
schieden. Wir haben alle
Informationen in diesem
Ratgeber sorgfältig und
gewissenhaft geprüft.
Sollte Ihnen dennoch ein
Fehler auffallen, bitten wir
Sie, uns das Buch mit dem
entsprechenden Hinweis
zurückzusenden. Gerne
tauschen wir Ihnen den
GU-Ratgeber gegen einen
anderen zum gleichen
oder zu einem ähnlichen
Thema um.

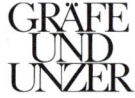

Ein Unternehmen der
GANSKE VERLAGSGRUPPE

Liebe Leserin und lieber Leser,

wir freuen uns, dass Sie sich für ein GU-Buch entschieden
haben. Mit Ihrem Kauf setzen Sie auf die Qualität, Kompetenz
und Aktualität unserer Ratgeber. Dafür sagen wir Danke!
Wir wollen als führender Ratgeberverlag noch besser werden.
Daher ist uns Ihre Meinung wichtig. Bitte senden Sie uns
Ihre Anregungen, Ihre Kritik oder Ihr Lob zu unseren Büchern.
Haben Sie Fragen oder benötigen Sie weiteren Rat zum Thema?
Wir freuen uns auf Ihre Nachricht!

GRÄFE UND UNZER VERLAG
Leserservice
Postfach 86 03 13
81630 München

Wir sind für Sie da!
Montag–Donnerstag: 8.00 – 18.00 Uhr
Freitag: 8.00 – 16.00 Uhr
Tel.: 0180 - 500 50 54*
Fax: 0180 - 501 20 54*
E-Mail: leserservice@graefe-und-unzer.de

*(0,14 €/Min. aus dem deutschen Festnetz,
 Mobilfunkpreise maximal 0,42 €/Min.)

Neugierig auf GU?
Jetzt das GU Kundenmagazin und die
GU Newsletter abonnieren.

Wollen Sie noch mehr Aktuelles von GU erfahren,
dann abonnieren Sie unser kostenloses GU Magazin
und/oder unseren kostenlosen GU-Online-Newsletter.
Hier ganz einfach anmelden:
www.gu.de/anmeldung

Fruktose-
Unverträglichkeit

DORIS FRITZSCHE

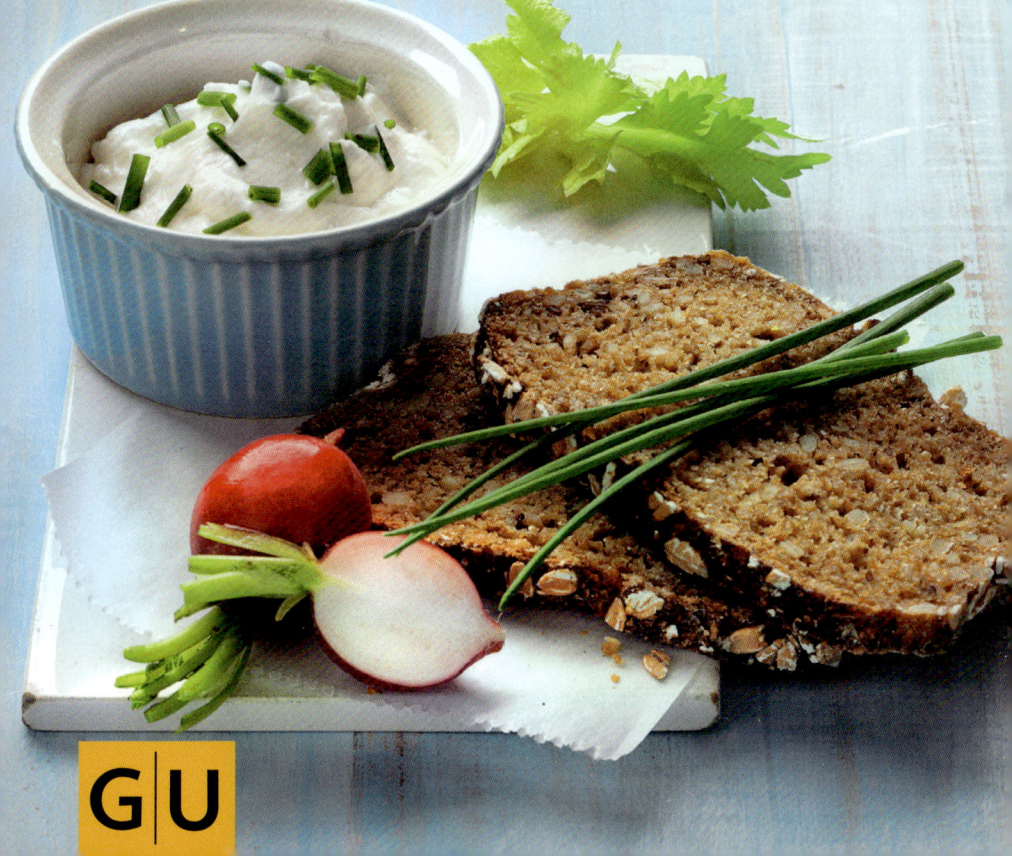

GU

Hier sehen Sie die beliebtesten fruktosearmen Gemüsesorten und ihre Ernte- und Lagerzeiten im Überblick. Natürlich müssen Sie auf hier nicht aufgeführte Gemüsesorten mit einem weniger günstigen Fruktose-Glukose-Verhältnis nicht komplett verzichten, etwa auf Spargel im Frühjahr und Tomaten im Sommer. Ab der Testphase können Sie ausprobieren, ob und in welchen Mengen Sie sie vertragen.

Sorte	Jan.	Feb.	März	April	Mai	Juni	Juli	Aug.	Sept.	Okt.	Nov.	Dez.	Fruktose-Glukose-Verhältnis
Blumenkohl				☀	☀	☀	☀	☀	☀	☀	☀		☺
Bohnen							☀	☀	☀	☀	☀		☺
Brokkoli					☀	☀	☀	☀	☀	☀	☀		☺
Eisbergsalat						☀	☀	☀	☀	☀			☺
Fenchel							☀	☀	☀	☀	☀		☺
Fenchel				☀	☀								☺
Grünkohl	☀											☀	☺
Knollensellerie								☀	☀	☀	☀		☺
Kohlrabi					☀	☀	☀	☀	☀	☀	☀		☺
Kürbis								☀	☀	☀	☀		☺
Möhren					☀	☀	☀	☀	☀	☀	☀		☺
Porree	☀	☀	☀	☀	☀	☀	☀	☀	☀	☀	☀	☀	☺
Radieschen		☀	☀	☀	☀	☀	☀	☀	☀	☀	☀		☺
Rosenkohl	☀	☀								☀	☀	☀	☺
Rote Bete						☀	☀	☀	☀	☀	☀		☺
Rotkohl							☀	☀	☀	☀	☀		☺
Schlangengurken						☀	☀	☀	☀	☀			
Zwiebeln								☀	☀	☀			☺

Freiland ☀ Gewächshaus Lager

In der Testphase der Behandlung (siehe Buch Seite 35) haben Sie herausgefunden, welches Obst und wie viel davon Sie vertragen. Hat Ihr Lieblingsobst ein ungünstiges Fruktose-Glukose-Verhältnis, sollten Sie es sparsam verwenden; hier sehen Sie eine Auswahl von Alternativen je nach Jahreszeit. Am meisten Vitamine bieten Früchte, die frisch aus dem Freiland kommen; richtig gelagerte Äpfel bringen die wertvollen Inhaltsstoffe aber auch durch den Winter.

Sorte	Jan.	Feb.	März	April	Mai	Juni	Juli	Aug.	Sept.	Okt.	Nov.	Dez.	Fruktose-Glukose-Verhältnis
Apfel								☀	☀	☀			☹
Aprikose							☀	☀	☀				☺
Birne								☀	☀	☀			☹
Brombeere								☀	☀				😐
Erdbeere					☀		☀	☀					😐
Heidelbeere							☀	☀	☀				☹
Himbeere						☀	☀	☀	☀				☺
Johannisbeere							☀	☀					☹
Mirabelle								☀					☺
Nektarine						☀	☀	☀	☀	☀			☺
Pfirsich							☀	☀	☀	☀			☹
Pflaume								☀	☀				☺
Rhabarber				☀	☀	☀							☺
Sauerkirsche							☀	☀					☺
Stachelbeere							☀	☀					😐
Süßkirsche						☀	☀						☺
Wassermelone							/	☀	/	/	/		☹
Weintraube								☀	☀	☀	/		😐
Zuckermelone						☀	☀	☀	☀	☀			☺

Freiland ☀ Gewächshaus / Lager

IN JEDER PHASE NÜTZLICH

Ein Ernährungstagebuch zu führen hilft Ihnen zu erkennen, wie Ihre Beschwerden mit Ihrer Ernährung, Ihrer körperlichen Betätigung und auch mit Ihrer Stimmung zusammenhängen.

Mit dem Tagebuch helfen Sie Ihrem Arzt bei der Diagnosestellung und nehmen beschwerdenfreie Zeiten bewusster wahr. Zudem bringt es Ihnen in jeder der drei im Buch beschriebenen Behandlungsphasen Vorteile:

> In der ersten Phase, der Fruktosekarenz, können Sie überprüfen, ob Sie durch das Weglassen von Fruchtzucker beschwerdefrei werden.

> In der zweiten Behandlungsphase können Sie es zum Testen Ihrer persönlich verträglichen Fruktosemenge nutzen.

> In der dritten Phase finden Sie mithilfe des Tagebuches heraus, wie Sie Lebensmittel kombinieren können, um Fruchtzucker besser zu vertragen.

Wenn Ihre Beschwerden trotz fruktosearmer Mahlzeiten nicht nachlassen, müssen Sie gemeinsam mit Ihrem Arzt weiter nach den möglichen Ursachen forschen. So könnte auch eine Laktose-Intoleranz, ein Reizdarmsyndrom, eine Histamin-Intoleranz oder Zöliakie für die Symptome (mit) verantwortlich sein (siehe Buch ab Seite 68).

SO FUNKTIONIERT'S

Auf der nächsten Seite finden Sie ein Beispiel für eine ausgefüllte Tagebuchseite, auf der übernächsten dann eine Kopiervorlage, die Sie natürlich auch auf DIN A4 vergrößern können. Das Tagebuch hat zwölf Zeilen für die aktiven Stunden und eine für die Ruhe- und Schlafstunden. So können Sie die Uhrzeiten Ihrem aktuellen Tagesrhythmus anpassen.

Wenn während der Nacht Beschwerden auftreten (etwa weil Sie spät noch etwas gegessen haben), sollten Sie dies unbedingt ebenfalls notieren.

> In die erste Spalte tragen Sie ein, was Sie gegessen und getrunken haben, ob Sie Glukose (Traubenzucker) zugesetzt haben und wie ausgiebig Sie sich bewegt haben.

> In die zweite Spalte tragen Sie den Fruktosegehalt Ihrer Mahlzeiten ein.

> In die dritte Spalte kommt fortlaufend die Uhrzeit.

> In der vierten Spalte notieren Sie, was Ihnen zur entsprechenden Uhrzeit im Hinblick auf Ihr Wohlbefinden auffällt – Positives ebenso wie Negatives!

NATÜRLICHE ZUTATEN, DIE FRUKTOSE ENTHALTEN KÖNNEN

Fruktose versteckt sich manchmal in natürlichen Zutaten, sodass Sie sie in der Zutatenliste nicht an der Bezeichnung der Zucker erkennen. Das ist vor allem bei den folgenden Lebensmitteln der Fall:

> **Milchprodukte:** Milchmixgetränke, Joghurts, Quarkspeisen, Buttermilchgetränke & Co., die eine »Fruchtzubereitung« enthalten.

> **Fleischwaren:** Pasteten mit Früchten und/oder Gemüse. Wenn Sie sie beim Metzger kaufen, fragen Sie nach den Zutaten!

> **Backwaren und Getreideprodukte:** Kekse, Kuchen, Waffeln, Pfannkuchen, Kuchenbackmischungen, Frühstückszerealien und Müslimischungen enthalten sehr oft Trockenfrüchte wie zum Beispiel Rosinen.

> **Fertiggerichte und Halbfertiggerichte:** Pizza, Tiefkühlgerichte und Tiefkühlzubereitungen sind aufgrund der verwendeten Früchte oder Gemüsesorten schwierig einzustufen. Bereiten Sie Ihr Essen lieber frisch zu!

> **Konserven:** Obstkonserven und Gemüsekonserven, auch Suppen und Eintöpfe, liefern oft Fruktose durch die enthaltenen Sorten.

> **Süßwaren:** Eiscreme, Puddingpulver, Bonbons, Müsliriegel, Schokoriegel, Schokolade und Pralinen werden oft unter Verwendung von Früchten und Fruchtzubereitungen hergestellt.

> **Brotaufstriche:** Konfitüren und Gelees, Apfel- und Birnenkraut (Brotaufstriche aus eingedicktem Saft), aber auch pikante Streichcremes: Hier versteckt sich Fruktose aus Früchten und fruktosereichen Gemüsesorten!

> **Fertigsaucen:** Dipsaucen, Ketchup, Grillsaucen, Salatsaucen, Mayonnaisesaucen, Meerrettichcremes, Senfsorten: Lesen Sie auch hier aufmerksam die Zutatenlisten.

> **Essig:** Mit Essig sollten Sie generell sparsam umgehen. Heller Weinessig oder verdünnte Essigessenz sind verträglicher als Most- oder Obstessig. In der besonders in Restaurants viel verwendeten dickflüssigen »Balsamico-Creme« ist oftmals zugesetzter Glukose-Fruktose-Sirup enthalten. Bitten Sie im Restaurant um naturbelassenen Balsamico oder Weinessig.

> **Getränke:** Fruchtsäfte, Fruchtnektare und Fruchtsaftgetränke, Gemüsesäfte, Limonaden (fruchthaltiger »Limonadengrundstoff«!), Sportgetränke und alle weiteren aromatisierten Getränke auf Wasserbasis.

Wochentag/Datum: Mittwoch, 21. September

Essen, Trinken, zugesetzte Glukose, Aktivitäten	Fruktose (in g)	Uhr-zeit	Körperliches/ seelisches Befinden
Bauchmuskeltraining Flocken-Nuss-Müsli nach Rezept, Kaffee mit Milch	0,02	7	
zur Arbeit gelaufen		8	fühle mich frisch und wach, keine Beschwerden
Vollkornbrot mit Gouda und Gurke	0,05	9	
		10	gutes Bauchgefühl
1 Espresso mit ½ TL Traubenzucker		11	
		12	
Gebratene Asia-Nudeln mit viel Gemüse (Kantine) 1 Glas stilles Wasser	2 bis 3	13	
		14	leichtes Bauchgrummeln (eine Zutat in den Nudeln?)
1 Glas stilles Wasser		15	Bauchgefühl wird langsam besser
1 halbes Stück Aprikosenkuchen	max. 2	16	Kollegin hat Obstkuchen verteilt…
zu Fuß nach Hause		17	keine Beschwerden mehr
		18	
Vollkornbrot mit Schafskäsecreme und Feldsalat, stilles Wasser	0,05	19	
20.30: ½ Glas Weißwein und 1 Glas stilles Wasser		20 bis 6	keine Beschwerden nachts gut durchgeschlafen!

Nehmen Sie den praktischen Guide mit zum Einkaufen – dann haben Sie ihn im Zweifelsfall gleich zur Hand. Lesen Sie bei verarbeiteten Lebensmitteln die Zutatenliste gut durch. Am besten sind aber Lebensmittel ganz ohne Zutatenliste – also die natürlichen, möglichst wenig verarbeiteten, die Sie zu Hause frisch zubereiten. Sie finden sie deshalb gleich am Anfang.

VON NATUR AUS FRUKTOSEFREI

Hier können Sie bedenkenlos zugreifen. Achten Sie trotzdem auf die Zutatenliste (falls vorhanden), damit Sie nur naturbelassene Produkte ohne jegliche Zusätze wählen.

> Käse, Milch und Milchprodukte ohne weitere Zutaten
> Fisch und Meerestiere, frisch und tiefgefroren
> Geflügel, Fleisch, Wild, Innereien; frisch und tiefgefroren
> Eier
> Pflanzenöl, Pflanzenfett, Margarine
> Nüsse, Samen, Ölfrüchte
> reines Mineralwasser, Tee ohne Zusätze und Aromen, Bohnenkaffee

> Fruchtzubereitung
> Fruchtzucker, Fruktose(sirup)
> Gelierzucker
> Hagelzucker
> Haushaltszucker
> Honig
> Invertzucker(sirup)
> Kandiszucker
> Kristallzucker
> Puderzucker
> Raffinade
> Rübenzucker/-saft/-sirup
> Saccharose/Sucrose
> Ursüße
> Vanillezucker/Vanillin-Zucker
> (Voll-)Rohrzucker, Rohrohrzucker
> Zucker

HINWEIS AUF FRUKTOSE

Nicht nur im Obstregal lauert Fruktose. Lesen Sie gerade bei den verarbeiteten Lebensmitteln die Zutatenliste gut durch. Die folgenden Begriffe deuten auf enthaltene Fruktose hin:

> Agavendicksaft
> Ahornsirup
> Dicksaft aus Obst
> Einmachzucker
> Fruchtmus

ACHTUNG ZUCKERALKOHOLE

Zuckeralkohole können die Fruktose-Unverträglichkeit verschlimmern. Sie erkennen Sie in der Zutatenliste an diesen Bezeichnungen/E-Nummern:

> Isomalt(it), E 953
> Laktit, E 966
> Maltit(sirup), E 965
> Mannit (auch Mannitol), E 421
> Sorbit (auch Sorbitol), E 420
> Xylit, E 967

Wochentag/Datum:

Essen, Trinken, zugesetzte Glukose, Aktivitäten	Fruktose (in g)	Uhr- zeit	Körperliches/ seelisches Befinden
		7	
		8	
		9	
		10	
		11	
		12	
		13	
		14	
		15	
		16	
		17	
		18	
		19	
		20 bis 6	